全国普通高等中医药院校药学类专业第三轮规划教材

中药药剂学实验 （第3版）

（供中药学、药学、药物制剂、制药工程及相关专业用）

主 审　刘 文

主 编　傅超美　冯年平

副主编　贾永艳　肖学凤　桂双英　严国俊　史亚军　廖 婉

编 者　（以姓氏笔画为序）

王 芳（江西中医药大学）　　　　　　王晓颖（福建中医药大学）

史亚军（陕西中医药大学）　　　　　　冯 果（贵州中医药大学）

冯年平（上海中医药大学）　　　　　　刘彩霞（山西中医药大学）

孙 琴（西南医科大学）　　　　　　　严国俊（南京中医药大学）

李 玲（西华大学大健康管理学院）　　李寒梅（成都大学食品与生物工程学院）

肖学凤（天津中医药大学）　　　　　　冷 静（重庆中医药学院）

张英丰（广州中医药大学）　　　　　　张清清（河北中医药大学）

范凌云（甘肃中医药大学）　　　　　　胡定邦（贵州民族大学民族医药学院）

桂双英（安徽中医药大学）　　　　　　贾永艳（河南中医药大学）

董自亮（太极集团有限公司）　　　　　程铁峰（河南大学药学院）

傅超美（成都中医药大学）　　　　　　谢谭芳（广西中医药大学）

廖 婉（成都中医药大学）

秘 书　郑勇凤（成都中医药大学）

中国健康传媒集团

中国医药科技出版社

内 容 提 要

本书是"全国普通高等中医药院校药学类专业第三轮规划教材"之一，依照教育部相关文件和精神，根据本专业教学要求和课程特点，结合《中华人民共和国药典》和执业药师资格考试大纲编写而成。全书包括两篇共5章，上篇为理论技能篇，注重基本理论、基本操作等知识的介绍；下篇为实验方法篇，介绍了浸出制剂、液体制剂、中药注射剂、软膏剂、散剂、栓剂、丸剂、颗粒剂、硬胶囊剂、片剂、固体制剂、膜剂、β-环糊精包合物、微囊、脂质体的制备与操作及药剂稳定性恒温加速实验，以及综合性与设计性实验，让学生了解中药制剂生产工艺与质量控制的全过程。本教材可供高等医药院校中药学、药学、药物制剂、制药工程及相关专业师生使用，也可作为相关考试用书和培训教材使用。

图书在版编目（CIP）数据

中药药剂学实验/傅超美，冯年平主编. —3 版. —北京：中国医药科技出版社，2023.12（2024.12 重印）.

全国普通高等中医药院校药学类专业第三轮规划教材

ISBN 978 - 7 - 5214 - 3996 - 0

Ⅰ. ①中… Ⅱ. ①傅… ②冯… Ⅲ. ①中药制剂学 - 实验 - 中医学院 - 教材 Ⅳ. ①R283 - 33

中国国家版本馆 CIP 数据核字（2023）第 130047 号

美术编辑 陈君杞

版式设计 友全图文

出版 **中国健康传媒集团** | 中国医药科技出版社

地址 北京市海淀区文慧园北路甲 22 号

邮编 100082

电话 发行：010 - 62227427 邮购：010 - 62236938

网址 www.cmstp.com

规格 889mm×1194mm $^1/_{16}$

印张 5 $^1/_2$

字数 163 千字

初版 2015 年 3 月第 1 版

版次 2024 年 1 月第 3 版

印次 2024 年 12 月第 2 次印刷

印刷 北京印刷集团有限责任公司

经销 全国各地新华书店

书号 ISBN 978 - 7 - 5214 - 3996 - 0

定价 **39.00 元**

获取新书信息、投稿、为图书纠错，请扫码联系我们。

出版说明

"全国普通高等中医药院校药学类专业第二轮规划教材"于2018年8月由中国医药科技出版社出版并面向全国发行,自出版以来得到了各院校的广泛好评。为了更好地贯彻落实《中共中央　国务院关于促进中医药传承创新发展的意见》和全国中医药大会、新时代全国高等学校本科教育工作会议精神,落实国务院办公厅印发的《关于加快中医药特色发展的若干政策措施》《国务院办公厅关于加快医学教育创新发展的指导意见》《教育部　国家卫生健康委　国家中医药管理局关于深化医教协同进一步推动中医药教育改革与高质量发展的实施意见》等文件精神,培养传承中医药文化,具备行业优势的复合型、创新型高等中医药院校药学类专业人才,在教育部、国家药品监督管理局的领导下,中国医药科技出版社组织修订编写"全国普通高等中医药院校药学类专业第三轮规划教材"。

本轮教材吸取了目前高等中医药教育发展成果,体现了药学类学科的新进展、新方法、新标准;结合党的二十大会议精神、融入课程思政元素,旨在适应学科发展和药品监管等新要求,进一步提升教材质量,更好地满足教学需求。通过走访主要院校,对2018年出版的第二轮教材广泛征求意见,针对性地制订了第三轮规划教材的修订方案。

第三轮规划教材具有以下主要特点。

1.立德树人,融入课程思政

把立德树人的根本任务贯穿、落实到教材建设全过程的各方面、各环节。教材内容编写突出医药专业学生内涵培养,从救死扶伤的道术、心中有爱的仁术、知识扎实的学术、本领过硬的技术、方法科学的艺术等角度出发与中医药知识、技能传授有机融合。在体现中医药理论、技能的过程中,时刻牢记医德高尚、医术精湛的人民健康守护者的新时代培养目标。

2.精准定位,对接社会需求

立足于高层次药学人才的培养目标定位教材。教材的深度和广度紧扣教学大纲的要求和岗位对人才的需求,结合医学教育发展"大国计、大民生、大学科、大专业"的新定位,在保留中医药特色的基础上,进一步优化学科知识结构体系,注意各学科有机衔接、避免不必要的交叉重复问题。力求教材内容在保证学生满足岗位胜任力的基础上,能够续接研究生教育,使之更加适应中医药人才培养目标和社会需求。

3.内容优化，适应行业发展

教材内容适应行业发展要求，体现医药行业对药学人才在实践能力、沟通交流能力、服务意识和敬业精神等方面的要求；与相关部门制定的职业技能鉴定规范和国家执业药师资格考试有效衔接；体现研究生入学考试的有关新精神、新动向和新要求；注重吸纳行业发展的新知识、新技术、新方法，体现学科发展前沿，并适当拓展知识面，为学生后续发展奠定必要的基础。

4.创新模式，提升学生能力

在不影响教材主体内容的基础上保留第二轮教材中的"学习目标""知识链接""目标检测"模块，去掉"知识拓展"模块。进一步优化各模块内容，培养学生理论联系实践的实际操作能力、创新思维能力和综合分析能力；增强教材的可读性和实用性，培养学生学习的自觉性和主动性。

5.丰富资源，优化增值服务内容

搭建与教材配套的中国医药科技出版社在线学习平台"医药大学堂"（数字教材、教学课件、图片、视频、动画及练习题等），实现教学信息发布、师生答疑交流、学生在线测试、教学资源拓展等功能，促进学生自主学习。

本套教材的修订编写得到了教育部、国家药品监督管理局相关领导、专家的大力支持和指导，得到了全国各中医药院校、部分医院科研机构和部分医药企业领导、专家和教师的积极支持和参与，谨此表示衷心的感谢！希望以教材建设为核心，为高等医药院校搭建长期的教学交流平台，对医药人才培养和教育教学改革产生积极的推动作用。同时，精品教材的建设工作漫长而艰巨，希望各院校师生在使用过程中，及时提出宝贵意见和建议，以便不断修订完善，更好地为药学教育事业发展和保障人民用药安全有效服务！

中药药剂学是中药专业的主干专业课，是一门科技含量高、学科范围广、技术密集、实践技能要求较高的学科。其所有理论都与实践有紧密的联系，通过实验将理论与操作相结合，从而使相关知识有形化、物质化。因此，实验教学在中药药剂学人才培养中有着举足轻重的地位。鉴于中药药剂学是一门实践性很强的应用技术学科，我们立足学科前沿，探索教材编写的新方式，编写了这本较为系统、规范、通用的《中药药剂学实验》。

教材在编写上具有科学性、基础性、实践性、先进性和创新性，注重结合学科发展方向，充分体现了中药药剂学学科特点；与传统实验教材相比，本教材与中药炮制实验相分离，知识点更为系统，编写体例更加鲜明；通过理论知识与实验操作相结合，增强了教材的可读性和实用性，强调知识、能力、素质的协调发展；此外，教材增添了部分综合性思考题，从多角度切入点开发学生思维能力，培养学生对知识的综合应用能力，启发自主创新意识。

全书分两篇，上篇理论技能篇，介绍了中药药剂实验的实验内容、常用原辅料和仪器设备、制剂通则检查、实验室规则和实验报告等基本知识；介绍了粉碎、过筛、混合、制粒、浸提、分离、精制、浓缩与干燥等中药药剂实验基本操作的相关理论。体现了本书的编写思路，突出了学科理论特色。

下篇为实验方法篇，分为中药药剂实验及综合性与设计性实验。中药药剂实验部分，将药剂理论知识与实际操作技能相结合，以散剂、浸出制剂、液体制剂、注射剂、软膏剂、栓剂、丸剂、颗粒剂、片剂、胶囊剂等各种剂型中典型制剂的制备与操作作为主线，介绍中药传统剂型与现代剂型的制备方法；综合性与设计性实验部分，注重学科间的交叉融合，体现实验的系统性、完整性，介绍了中药制剂生产工艺与质量控制的全过程，通过综合性与设计性实验，培养学生的科研能力与创新思维。

本教材在编写过程中，得到了各参编单位和兄弟院校的大力支持与帮助，对保证教材的质量起到了重要作用，谨表示衷心的感谢。

实验教学是实践性很强的教学过程，需要在实践中不断进行探索完善，本书在编写过程虽然竭尽所能，但可能仍存在缺点与不足，希望广大读者在使用过程中提出宝贵意见，以便及时改正，不断完善。

编　者
2023 年 10 月

CONTENTS **目录**

上篇　理论技能篇

第一章　概　述

中药药剂学是以中医药理论为指导，运用现代科学技术，研究中药药剂的配制理论、生产技术、质量控制与合理应用等内容的一门综合性应用技术学科。该课程是联结中医与中药的纽带，具有密切联系医疗和生产实践的特点。

一、中药药剂学实验的内容

中药药剂学是以剂型为中心的综合性应用技术科学，涵盖了各类中药制剂（液体、半固体、固体等）。中药药剂学实验作为整个课程的重要组成部分，内容紧密结合中药药剂学理论课程的要求，体现实验与理论结合的系统性，将理论与应用、设计紧密相连，以培养学生的综合能力和设计能力。根据实验教学要求及培养学生的目标，中药药剂学实验主要分为基本知识、基本技能的学习，验证性实验的训练和综合性、设计性实验的训练三大类。

1. 基本知识、基本技能的学习　为了达到实验教学的预期目标，使实验过程能顺利进行，首先应该熟悉中药药剂实验室的整体情况，包括实验室规划、实验室安全措施、常用仪器设备及注意事项等，做到心中有数，确保实验顺利进行；其次应学习如何书写实验报告，对特定条件下实验内容进行书面概括，对实验原理、现象和结果等进行分析、总结。同时在实验过程中还应熟悉中药散剂、液体制剂、注射剂、外用膏剂、栓剂、硬胶囊剂、丸剂、颗粒剂、片剂等剂型的常用辅料的种类、作用等，为实验工作的顺利开展打下理论基础。

在中药药剂学实验中，处方原料一般需经粉碎、提取、分离、精制等处理过程，以去除大部分杂质或制成中间体，其方法的选择和操作条件的控制对制剂的质量、稳定性以及临床疗效均有较大影响。粉碎、筛析、混合、制粒、浸提、分离、精制、浓缩、干燥等单元基本操作实验，使用与生产实际类似的制剂设备，学习不同工艺方法与设备的操作要点，分析、掌握工艺影响因素、质量控制项目与方法，可为后面的实验操作打下坚实的基础。

2. 验证性实验的训练　应重点学习掌握的内容。通过参观中药厂或医院药剂科，了解中药制剂的基本工艺流程，对中药制剂的制备与操作形成初步的整体性认识。在教师指导下进一步学习中药散剂、浸出制剂、液体制剂、注射剂、外用膏剂（软膏剂）、栓剂、硬胶囊剂、丸剂、颗粒剂、片剂、膜剂、β - 环糊精包合物、微囊、脂质体等各种剂型中药典型制剂的制备与操作。

3. 综合性、设计性实验的训练　综合性、设计性实验是在掌握理论教学和典型制剂的制备与操作的基础上，通过阅读文献并根据实验处方中药物的性质，利用所掌握的知识自行拟定制剂工艺流程与质量控制方法，然后按照工艺流程独立进行实验操作，制备制剂成品，并对所制成的成品进行常规检查、定性鉴别及含量测定。实验的方法及步骤主要包括指导老师提出设计要求、开展课堂讨论、学生自行操作和完成实验报告等，以培养学生独立设计实验和操作实验的能力，为培养具有创新性、独立思考性的中医药人才打下基础。

二、中药药剂学实验在中药药剂学中的地位和作用

中药药剂学实验涵盖目前中药药剂学常用的十几种剂型，全面介绍其制备方法、质量控制及操作时的注意事项等，可帮助学生验证、巩固和深化扩展课堂教学的基本理论与知识。同时，实验内容中增加综合性、设计性实验，有利于学生全面了解和综合掌握本门实验课程的教学内容。

实验教学部分的学习和完善有助于全面提高学生的动手能力和科学素养，激发学生的创新思维，培养学生严谨、求实、创新的科学态度和分析问题、解决问题的能力。

三、中药药剂学实验的任务

1. 通过对典型药剂的制备、质量评价内容的操作，掌握和熟悉各类制剂的制备方法及操作要点等，培养学生的动手能力；通过实验报告的书写等培养学生分析问题、解决问题的能力，从而为新的中药制剂的研发奠定实践基础。

2. 通过实验操作，了解制剂生产中常用设备的名称、操作原理、性能、规格、使用注意事项及保养方法等，并与理论部分结合起来，深入理解实验各环节的关键技术和共性技术。

3. 在实验过程中，培养学生细致入微的观察能力、实事求是的工作作风、科学的思维方法，以及独立总结实验结果并进行分析的能力，为今后从事科研和生产打下良好的基础。

4. 结合理论教学内容及各种剂型的实验操作，培养学生查阅、分析、总结文献资料，进行实验设计的能力。

（傅超美）

第二章　中药药剂学实验基础知识

第一节　实验室规则及实验室安全

一、实验室规则

为保证实验的正常进行和培养学生的优良习惯，确保取得实验教学的预期目标和理想效果，学生必须遵守下列规则。

1. 重视课前预习　实验前应仔细阅读实验指导，明确实验目的、要求、方法和操作步骤。

2. 遵守实验纪律　不迟到、不早退，不无故缺席，不高声说笑，保持安静，不吃零食，不看无关书籍，不进行与实验无关的活动，严禁吸烟。

3. 规范实验操作　按实验指导认真操作，做到态度严肃，要求严格，方法严密。实验用原、辅料应名实相符并规范、准确称量。使用精密仪器时，首先应熟悉性能与操作方法，用前检查，用后登记。如实准确记录实验数据与实验结果。

4. 注意安全卫生　进入实验室必须穿清洁白色的工作服，实验时实验桌（架）应保持整洁有序，不乱扔杂物，不随地吐痰，实验结束后及时清洗仪器。注意水、电安全，严防火灾、中毒等事故发生；值日生应打扫实验室卫生，关闭水、电、门窗，经指导老师验收后方可离开实验室。

5. 爱护公共财物　配发的常用仪器应妥善保管存放，如有损坏，必须立即报告指导老师，并按有关规定登记、赔偿。注意节约水、电及药品、试剂。

6. 按时完成实验报告　使用统一的实验报告本（纸），及时完成实验报告，做到格式规范、内容真实、数据可靠、结论正确、文字简练，书写工整，并按时上交。

二、实验室安全

1. 为确保全体实验人员自身安全和国家财产不受损失，实验人员应该牢固树立"安全第一"的观念。

2. 实验室主任全面负责实验室的安全管理工作，定期检查实验室的安全情况，做好安全检查记录，并组织实验人员学习有关安全方面的文件、法规，制定有关安全防范措施。

3. 实验室技术人员兼任所管辖实验室的安全员，具体负责本室的安全工作，并应定期检查实验室的不安全因素，及时消除事故隐患。

4. 实验室使用易燃易爆和剧毒危险品，应严格按照有关制度办理领用手续，制定相应安全措施。有关人员应认真执行。

5. 实验室对废气、废物、废液的处理须严格按照有关规定执行，不得随意排放，不得污染环境。

6. 实验工作人员应熟练掌握消防器材的使用方法，并将本室的消防器材存放在干燥、通风、醒目和便于使用的位置，周围不许堆放杂物，严禁将消防器材挪作他用。

7. 实验室钥匙应由专人保管，不得私自配备或转借他人。双休日、节假日及夜间进行实验，应经实验室主任同意后方可进行。

8. 确保实验室环境整洁，走廊畅通，设备器材摆放整齐，未经保卫及管理部门同意，严禁占用走廊堆放杂物。

9. 未经实验室工作人员许可，任何人不可随意动用实验室的仪器设备。凡使用贵重、大型精密仪器、压力容器或电器设备时，使用人员必须遵守操作规程，坚守岗位。发现问题应及时处理。因不听指导或违反操作规程，导致仪器设备损坏，要追究当事者责任，并按有关规定给予必要的处罚。

10. 当天实验结束后，要切断电源、水源，关好门窗。保管好贵重物品，清理实验用品和场地。寒暑假应做好实验室的通风和防护，以防仪器设备锈蚀或霉变。

11. 对违反有关规定忽视安全而造成的重大事故或被盗案件发生时，要保护好现场，并立即上报有关部门。

第二节　中药药剂学实验基础知识

一、中药药剂学实验室常用仪器设备

中药药剂学实验室常用仪器设备包括实验通用器材和制剂专用器材两大类。

1. 实验通用器材　主要有量杯（量筒）、烧杯、蒸馏瓶、冷凝管、三角瓶、玻璃漏斗、圆底烧瓶、布氏漏斗、垂熔玻璃漏斗、抽滤瓶、蒸发皿、电炉、电磁炉、电热套、渗漉筒、玻璃毛细管、微孔滤膜、定性滤纸、颗粒筛、分光光度计、分析天平、干燥器、研体、酒精温度计、具塞量筒、标准滴管、刻度离心管、挥发油提取器、薄层板、微量注射器、试管、玻璃棒、电吹风、牛角匙、载玻片、真空干燥器、粉碎机、旋转薄膜蒸发器、水浴锅、循环水式真空泵、超声清洗器、离心机、冰箱、高效液相色谱仪、薄层色谱扫描仪等。

2. 制剂专用器材　主要有 V 形混合筒（散剂、丸剂、颗粒剂、片剂用）、摇摆式制粒机（颗粒剂、片剂、胶囊剂用）、单冲和多冲（19 冲、21 冲、33 冲）压片机（片剂用）、滴丸机（装置）（丸剂用）、制丸机（丸剂用）、多功能中药提取罐（提取用）、管式（卧式）高速离心机（分离用）、板框压滤机（滤过用）、栓模（栓剂用）、崩解仪（滴丸剂、片剂、胶囊剂用）、溶出度测定仪（颗粒剂、片剂、胶囊用）、安瓿熔封器（注射剂用）、多效蒸馏水机（注射剂用）、灌注器（口服液、糖浆剂、注射剂用）、澄明度检查灯（注射剂用）等。

二、中药药剂学实验报告书写格式及要求

实验报告是实验者对实验内容的书面概括，对实验原理、现象和结果的分析和总结；同时考察实验者分析、总结实验资料能力和综合概括能力以及文字表达能力，实验报告是评定实验成绩的重要依据。

1. 实验报告基本要求

（1）实验报告应使用统一的实验报告本（纸）。

（2）在实验报告中，首先应列出实验序号和实验题目。

（3）具体内容应包括实验目的、要求、处方、制法、现象和（或）结果以及讨论、小结等。

（4）处方应按《中国药典》格式书写实验用原、辅料的名称与用量，必要时进行组方原理及附加剂作用的简要分析说明。

（5）制法项下应详述各操作方法、步骤及条件控制，要真实、准确地表述实验方法、实验条件和

实验原、辅料等的实际用量等。

（6）实验现象和（或）结果项下，要客观记录实验中观察到的有关现象及所测得的数据，或制成图、表等，不可凭主观想象或简单地以书本理论替代实验结果。

（7）实验小结是实验结果的概括性总结，要注意科学性和逻辑性，不要单纯地重复实验结果，也不要超出实验范围任意扩大。

（8）必要时可对实验结果或异常的原因加以分析。

（9）对与实验直接相关的思考题做出简答。

（10）实验收获、教训、建议和要求等宜单列，另加以说明。

（11）文字务必简练、工整。

2. 实验报告书写格式

实验成绩的评定一般由实验预习、实验操作、实验结果、实验报告、实验纪律等方面组成。实验报告应按要求及时集中并上交实验指导老师评阅，拖延上交时间，将酌情扣减实验成绩。实验报告书写格式如下。

xx 院校 xxxx 专业	姓名　　　　　　　　　　　得分
	实验 xxxxxxx（实验序号，实验题目）
【处方与分析】	按药典格式写出制剂的处方，指出各种附加剂的作用，必要时进行简要分析说明
【制备工艺与操作】	写出工艺流程，详述各操作步骤及控制条件。应如实、准确表述实验方法、实验条件、实验原辅料及试剂等的实际用量
【实验现象和（或）实验结果】	写出实验中所观察到的现象，如实记录实验结果，填写图、表等
【实验小结】	回答实验思考题，阐述实验原理、实验收获和教训，建议和要求

实验指导教师（签名）　　　　　　　　　　　　　　　　年　　月　　日

三、中药药剂学实验常用辅料

药用辅料系指生产药品和调配处方时使用的赋形剂和附加剂。

1. 药用辅料的基本要求

（1）对人体无毒害作用，几乎无副作用。

（2）化学性质稳定，不易受温度、pH、保存时间等影响。

（3）与主药无配伍禁忌，不影响主药的疗效和质量检查。

（4）不与包装材料发生作用。

（5）尽可能以较小的用量发挥较大的作用。

2. 药用辅料的分类　药用辅料按其使用目的和作用可分为数十个大类，在此列出主要的六大类。

（1）防腐剂（抑菌剂）　指能抑制微生物生长繁殖的物质。静脉给药与脑池内、硬膜外、椎管内用的注射液不得加防腐剂。制剂中添加防腐剂时，在标签上必须注明使用品种和用量。常用的防腐剂如下。

1）苯甲酸（benzoic acid）及苯甲酸钠（sodium benzoate）　苯甲酸为白色或微黄色轻质鳞片或针状结晶，无臭，熔点 121.5～123.5℃，受热可升华。难溶于水（0.29%，20℃），易溶于沸水、乙醇（1∶2.3，20℃）及油脂，溶于甘油。抑菌力与 pH 关系很大，酸性时抑菌力较好，最适 pH 为 4。适用于内服、外用的液体制剂，一般常用浓度为 0.05%～0.1%，不适用于眼用溶液和注射剂。苯甲酸钠为白色颗粒或结晶性粉末，微带安息香气，有甜、涩、咸味，在空气中稳定，相对密度为 1.15，极易溶于水，略易溶于乙醇、甘油。其水溶液 pH 为 8.2，适用于微酸性或中性制剂，在酸性溶液中的防腐作用与苯甲酸相当。

2）山梨酸（sorbiac）及山梨酸钾（potassium sobate）　山梨酸为白色结晶性粉末，有微弱气味，熔点 133.5℃，溶解度为冷水 1∶700、沸水 1∶27、乙醇 1∶10、三氧甲烷 1∶16、乙醚 1∶20、甘油 1∶300、丙二醇 1∶16、油脂约 1∶150。对霉菌和细菌有较强的抑制作用，特别适用于含有吐温的液体制剂，一般常用浓度为 0.2%，不含吐温的制剂常用浓度为 0.05% ~0.2%，可用于内服制剂，在 pH 为 4 的水溶液中抑菌效果较好。山梨酸钾为无色或白色鳞片状结晶或结晶性粉末，久置空气中易氧化变色、吸潮，熔点 270℃（分解）。易溶于水，能溶于乙醇、丙二醇，难溶于乙醚。本品 1 g 相当于山梨酸 0.746 g，在酸性溶液中有抗菌活性。

3）乙醇（alcohol）　为无色透明具挥发性液体，沸点 78℃，易燃烧，与水、乙醚、三氯甲烷可任意混合。液体制剂中乙醇含量达 20% 以上时有防腐作用。

4）对羟基苯甲酸酯类（尼泊金类）［parabene（Nipagin）］　尼泊金类甲酯、乙酯、丙酯均有应用，乙酯应用较多。为白色或微黄色结晶性粉末，无臭或有轻微香味，味灼麻微苦。抑制霉菌作用较强，但对细菌较弱。适用于弱酸性和中性溶液，最适条件 pH < 6 或 7，不适用于含吐温类液体制剂的防腐。广泛用于内服制剂。低浓度丙二醇可加强其作用。常用浓度为 0.02% ~0.05%。因水中溶解度小，需先加热至 80℃ 左右，搅拌溶解，若温度过高则细粉易熔融后聚结在一起，不易溶解。

5）苯甲醇（benzyl aleohol）　无色液体，几乎无臭，具辣味，相对密度为 1.04 ~1.05，沸点 208℃，在水中的溶解度为 1∶25。水溶液呈中性，与乙醇、三氧甲烷、脂肪油等任意混合。为局部止痛剂，有抑菌作用，用于偏碱性溶液，常用浓度为 1% ~3%。有的产品在水中澄明度不好，主要是含不溶性氯化苄杂质的缘故。

（2）抗氧剂　又称还原剂，其氧化电势比主药低，先与氧作用，而保持药物的稳定。

1）水溶性抗氧剂　如亚硫酸氢钠、焦亚硫酸钠、亚硫酸钠、硫代硫酸钠、抗坏血酸、硫脲、乙二胺四乙酸二钠（EDTA – 2Na）等。

2）油溶性抗氧剂　叔丁基对羟基茴香醚（BHA）、叔丁基对甲酚（BHT）、去甲双亲愈创木酸（CDCA）、生育酚等。

（3）矫味剂　是一类掩盖和矫正药物不良气味，使制剂更加可口，便于患者服用的物质。主要分为甜味剂、芳香剂、胶浆剂及泡腾剂等。常用的甜味剂及甜度见表 2 – 1。

表 2 – 1　常用的甜味剂及甜度

中文名	英文名	甜度	中文名	英义名	甜度
山梨糖	sorbose	0.51	麦芽糖	maltose	0.46
木糖	xylose	0.67	乳糖	lactose	0.16
木糖醇	xylitol	1.25	果糖	fructose	1.15 – 1.5
甘油	glycerol	1.04	甜精	dukcin	265
甘露醇	mannitol	0.69	甜菊糖苷	stevioside	300
甘露糖	mannose	0.59	葡萄糖	glucose	0.74
半乳糖	galactose	0.63	蔗糖	sucrose	1.0
阿斯巴甜	aspartame	200	糖精钠	saccharin sodium	675
甘草酸二钠	disodium glycyrhetate	200			

注：甜度为与蔗糖比较的倍数。

（4）表面活性剂　是具有很强的表面活性、能使表面张力显著下降的物质，多为长链有机化合物，分子中同时存在亲水基团和亲油基团。表面活性剂可分为离子型表面活性剂和非离子型表面活性剂两类。

1）离子型表面活性剂　分为阴离子型、阳离子型和两性离子型表面活性剂。阴离子型表面活性剂，如硬脂酸钙、硬脂酸三乙醇胺、月桂醇硫酸钠等；阳离子型表面活性剂，如苯扎溴铵等，均为消毒灭菌剂；两性离子型表面活性剂，如卵磷酯等。

2）非离子型表面活性剂　毒性及溶血性较小，为目前应用最广泛的表面活性剂，如聚山梨酯类、脱水山梨醇单月桂酸酯类及单硬脂酸甘油酯等。

（5）合成高分子化合物　常用作黏合剂、崩解剂、润滑剂、乳化剂、增塑剂、稳定剂等。

1）环糊精（cyclodextrin）　有 a－、β－、γ－三种。常用的是 β－环糊精，具有环状空洞结构，可将其他物质的分子包在其中，也称"分子胶囊"。它可提高药物稳定性；防止药物挥发；增加溶解度、提高生物利用度；制成缓释制剂；降低中药刺激性、毒性、副作用、掩盖不良气味及分离提纯化合物等。

2）月桂氮䓬酮（laurocapram）　即 1－正十二烷基氮杂环庚－2－酮，简称氮酮。本品为安全高效的透皮促渗剂，可增加中药的透皮吸收，也可增强抗病毒药的作用。

3）羧甲基纤维素钠（CMC－Na）　属阴离子型水溶性聚合物，能溶于水（宜用冷水溶解）形成透明、胶状溶液，宜保持中性或弱碱性。无毒、无臭、无味。可用作注射剂的助悬剂及固体制剂的黏合剂等。储存于阴凉、干燥的库房内，防潮、防热。

4）聚乙烯醇（PVA）　为白色片状、絮状或粉末状固体，无味。溶于水，完全溶解一般需加热到 65～75℃。不溶于汽油、煤油、植物油、苯、甲苯、二氯乙烷、四氯化碳、丙酮、乙酸乙酯、甲醇、乙二醇等，微溶于二甲基亚砜。120～150℃可溶于甘油，但冷至室温时成为胶冻。耐光性好，不受光照影响。水溶液在储存时，有时会出现霉变。无毒，对人体皮肤无刺激性。常用作中药膜剂的成膜材料。

5）其他　微晶纤维素（MCC）、甲基纤维素（MC）、乙基纤维素（EC）、邻苯二甲酸纤维素（CAP）、羟丙基纤维素（HPC）、羟丙基甲基纤维素（HPMC）、聚乙烯吡咯烷酮（PVP）、丙烯酸树脂（Ⅱ、Ⅲ、Ⅳ号）等，可用作助悬剂、黏合剂、崩解剂、包衣物料等。

（6）天然高分子化合物　多作乳化剂，也有作黏合剂、混悬剂、崩解剂等。

1）明胶（白明胶，gelatine）　为白色、淡黄色或黄色透明或半透明有光泽脆性薄片或粉粒。几乎无臭、无味。不溶于冷水，可吸收 5～10 倍量的水而膨胀软化，溶于热水，冷后成凝胶，不溶于乙醇、乙醚、三氯甲烷等溶剂，溶于乙酸、甘油的水溶液中。可作为分散剂、黏合剂、增稠剂、稳定剂、乳化剂等。

2）羊毛脂（lanolin）　为淡黄色或棕黄色的油性半固体，有特殊的气味。密度约为 0.9242 g/cm，熔点 38～42℃，碘值 18～36。其主要组成是由侧链的高级脂肪酸及其羟基脂肪酸与淡甾醇或羊毛甾醇所形成的酯。具有柔软皮肤、防止脱脂及保持水分、防止皮肤皲裂的功效。可用作软膏剂的基质等。

3）蜂蜡（beeswax）　黄色至灰黄色固体。相对密度 0.953～0.970，熔点 62～66℃，不溶于水，溶于热乙醇、乙醚、三氯甲烷和四氯化碳等有机溶剂。可用作软膏剂的基质等。

4）凡士林（vaseline）　无气味，熔点 37～54℃，易溶于乙醚、石油醚及多种油类，难溶于乙醇，不溶于水，加热成为透明液体，经紫外线照射后在暗处可发荧光。可用作软膏剂的基质等。

另外还有卵磷脂、阿拉伯胶（gun acacia）、西黄蓍胶（tragacantha）、胆固醇、鲸蜡醇、鲸蜡、硬脂醇、石蜡等。

四、制剂通则检查

1. 丸剂 是指原料药物与适宜的辅料以适当方式制成的球形或类球形固体剂型，分为蜜丸、水蜜丸、水丸、糊丸、蜡丸、浓缩丸和滴丸等类型。丸剂应进行以下检查。

（1）水分 按照水分测定法［《中国药典》（2020年版）］测定。除另有规定外，蜜丸、浓缩蜜丸中所含水分不得超过15.0%，水蜜丸和浓缩水蜜丸不得超过12.0%，水丸、糊丸、浓缩水丸不得过9.0%。蜡丸不检查水分。

（2）重量差异 除另有规定外，丸剂照下述方法检查，应符合规定。

检查法：以10丸为1份（丸重1.5g及1.5g以上的以1丸为1份），取供试品10份，分别称定重量，再与每份标示重量（每丸标示量×称取丸数）相比较（无标示重量的丸剂，与平均重量比较），按表2-2规定，超出重量差异限度的不得多于2份，并不得有1份超出限度1倍。

包糖衣丸剂应检查丸芯的重量差异并符合规定，包糖衣后不再检查重量差异，其他包衣丸剂应在包衣后检查重量差异并符合规定；凡进行装量差异检查的单剂量包装丸剂，不再进行重量差异检查。

（3）装量差异 单剂量包装的丸剂，照下述方法检查应符合规定。

检查法：取供试品10袋（瓶），分别称定每袋（瓶）内容物的质量，每袋（瓶）装量与标示装量相比较，按表2-3的规定，超出装量差异限度的不得多于2袋（瓶），并不得有1袋（瓶）超出限度1倍。

表2-2 丸剂重量差异限度

标示重量（或平均重量）	重量差异限度（%）
0.05 g及0.05 g以下	±12
0.05 g以上至0.1 g	±11
0.1 g以上至0.3 g	±10
0.3 g以上至1.5 g	±9
1.5 g以上至3 g	±8
3 g以上至6 g	±7
6 g以上至9 g	±6
9 g以上	±5

表2-3 单剂量包装的丸剂装量差异限度

标示装量	装量差异限度（%）
0.5 g及0.5 g以下	±12
0.5 g以上至1 g	±11
1 g以上至2 g	±10
2 g以上至3 g	±8
3 g以上至6 g	±6
6 g以上至9 g	±5
9 g以上	±4

（4）装量 以质量标示的多剂量包装的丸剂，照最低装量检查法［《中国药典》（2020年版）］检查，应符合规定，以丸数标示的多剂量包装丸剂，不检查装量。

（5）溶散时限 除另有规定外，取供试品6丸，选择适当孔径筛网的吊篮（丸剂直径在2.5 mm以下的用孔径约0.42 mm的筛网，在2.5~3.5 mm的用孔径约1.0 mm的筛网，在3.5 mm以上的用孔径约2.0 mm的筛网），照崩解时限检查法［《中国药典》（2020年版）］片剂项下的方法加挡板进行检查。除另有规定外、小蜜丸、水蜜丸和水丸应在1小时内全部溶散；浓缩丸和糊丸应在2小时内全部溶散；操作过程中如供试品黏附挡板妨碍检查时，应另取供试品6丸，以不加挡板进行检查。

上述检查，应在规定时间内全部通过筛网。如有细小颗粒状物未通过筛网，但已软化且无硬心者可按符合规定论。

蜡丸照崩解时限检查法［《中国药典》（2020年版）］片剂项下的肠溶衣片检查法检查，应符合规定。

除另有规定外，大蜜丸及研碎、嚼碎后用开水、黄酒等分散后服用的丸剂不检查溶散时限。

（6）微生物限度　以动植物、矿物质为原料的丸剂，照《中国药典》（2020 年版）非无菌产品微生物限度检查；微生物计数法和控制菌检查及非无菌药品微生物限度标准检查，应符合规定。

2. 散剂　是指原料药物与适宜辅料经粉碎、均匀混合制成的干燥粉末状剂型。散剂可分为口服散剂和局部用散剂。散剂应进行以下检查。

（1）粒度　除另有规定外，化学药品局部用散剂和用于烧伤或严重创伤的中药局部用散剂及儿科用中药散剂，照下述方法检查，应符合规定。

检查法：除另有规定外，取供试品 10 g，精密称定，按照粒度检查法［《中国药典》（2020 年版）单筛分法］测定，通过七号筛的粉末质量，不得少于 95%。

（2）外观均匀度　取供试品适量，置光滑纸上，平铺约 5 cm²，将其表面压平，在明亮处观察，应色泽均匀，无花纹与色斑。

（3）水分　按照水分检查法［《中国药典》（2020 年版）］测定，除另有规定外，不得超过 9.0%。

（4）装量差异　单剂量包装的散剂，照下述方法检查应符合规定。

检查法：除另有规定外，取供试品 10 袋（瓶），分别精密称定每袋（瓶）内容物的重量，求出内容物的装量与平均装量。每包（瓶）装量与平均装量相比较，按表 2-4 中的规定，超出装量差异限度的散剂不得多于 2 袋（瓶），并不得有 1 袋（瓶）超出装量差异限度的 1 倍。凡有标示装量的散剂，每袋（瓶）装量应与标示装量相比较。

表 2-4　多剂量包装的散剂装量差异限度

平均装量或标示装量	装量差异限度（中药、化学药）（%）
0.1 g 及 0.1 g 以下	±15
0.1 g 以上至 0.5 g	±10
0.5 g 以上至 1.5 g	±8
1.5 g 以上至 6.0 g	±7
6.0 g 以上	±5

（5）装量　多剂量包装的散剂，照最低装量检查法［《中国药典》（2020 年版）］检查，应符合规定。

（6）无菌　用于烧伤、严重创伤或临床必需无菌的局部用散剂，按照无菌检查法［《中国药典》（2020 年版）］检查，应符合规定。

（7）微生物限度　除另有规定外，照《中国药典》（2020 年版）非无菌产品微生物限度检查法、微生物计数法和控制菌检查及非无菌药品微生物限度标准检查，应符合规定。凡规定进行杂菌检查的散剂，可不进行微生物限度检查。

3. 颗粒剂　是指原料药物与适宜的辅料混合制成具有一定粒度的干燥颗粒状剂型。分为可溶颗粒、混悬颗粒、泡腾颗粒、肠溶颗粒、缓释颗粒和控释颗粒等。颗粒剂应进行以下检查。

（1）粒度　除另有规定外，按照粒度和粒度分布检查法［《中国药典》（2020 年版）双筛分法］测定，不能通过一号筛和能通过五号筛的总和，不得超过 15%。

（2）水分　按照水分测定法［《中国药典》（2020 年版）］测定，除另有规定外，不得超过 8.0%。

（3）溶化性　取供试品 10 g，加热水 200 ml，搅拌 5 分钟，立即观察，可溶性颗粒剂应全部溶化或轻微浑浊；混悬性颗粒剂应能混悬均匀。

泡腾颗粒剂：取供试品 3 袋，将内容物分别转移至盛有 200 ml 水的烧杯中，水温为 15~25℃，应迅速产生气体而呈泡腾状，5 分钟内颗粒均应完全分散或溶解在水中。

颗粒剂按上述方法检查，均不得有焦屑等。

（4）装量差异　单剂量包装的颗粒剂，照下述方法检查应符合规定。

检查法：取供试品 10 袋（瓶），除去包装，分别精密称定每袋（瓶）内容物的重量，求出每袋（瓶）

内容物的装量与平均装量。每袋（瓶）装量与平均装量相比较（凡无含量测定的颗粒剂或有标示装量颗粒剂，每袋（瓶）装量应与标示装量比较），超出装量差异限度的颗粒剂不得多于2袋（瓶），并不得有1袋（瓶）超出装量差异限度1倍。

表 2 - 5　单剂量包装的颗粒剂装量差异限度

标示装量	装量差异限度（%）
1 g 及 1 g 以下	±10
1 g 以上至 1.5 g	±8
1.5 g 以上至 6.0 g	±7
6.0 g 以上	±5

凡规定检查含量均匀度的颗粒剂，不再进行装量差异的检查。

（5）装量　多剂量分装的颗粒剂，照最低装量检查法［《中国药典》（2020 年版）］检查，应符合规定。

（6）微生物限度　以动物、植物、矿物质来源的非单体成分制成的颗粒剂及生物制品颗粒剂，照《中国药典》（2020 年版）非无菌产品微生物限度检查、微生物计数法和控制菌检查及非无菌药品微生物限度标准检查，应符合规定。

4. 片剂　是指原料药物与适宜的辅料制成的圆形或异形的片状固体剂型，有浸膏片、半浸膏片和全粉片等。片剂在生产与储藏期间应符合下列有关规定。①用于制片的药粉（膏）与辅料应混合均匀。含药量小的或含有毒性药的片剂，应根据药物的性质用适宜的方法使药物分散均匀。②凡属挥发性或对光、热不稳定的药物，在制片过程中应避免受热损失。③压片前的物料、颗粒或半成品应控制水分，以适应制片工艺的需要，并防止成品在储存期间发霉、变质。④根据依从性需要，片剂中可加入矫味剂、芳香剂和着色剂等，一般指含片、口腔贴片、咀嚼片、分散片、泡腾片等。⑤为增加稳定性，掩盖药物不良气味或改善片剂外观等，可对制成的药片包糖衣或薄膜衣。对一些遇胃液易破坏、刺激胃黏膜或需要在肠道内释放的口服药片，可包肠溶衣。必要时，薄膜包衣片剂应检查残留溶剂。⑥片剂外观应完整光洁，色泽均匀，有适宜的硬度，以免在包装、储运过程中发生磨损或破碎。除另有规定外，非包衣片应符合片剂脆碎度检查法［《中国药典》（2020 年版）］的要求。⑦片剂的微生物限度应符合要求。⑧根据原料药物和制剂的特性，除来源于动、植物多组分且难于建立测定方法的片剂外，溶出度、释放度、含量均匀度等应符合要求。⑨除另有规定外，片剂应密封储存。

片剂应进行以下相应检查。

（1）重量差异　片剂按照下述方法检查。应符合规定。

检查法：取供试品 20 片，精密称定总质量，求得平均片重后，再分别精密称定每片的重量，每片质量与平均片重相比较（凡无含量测定的片剂或有标示片重的中药片剂，每片重量应与标示片重比较），按表 2 - 6 的规定，超出重量差异限度的不得多于 2 片，并不得有 1 片超出限度 1 倍。

表 2 - 6　片剂重量差异限度

标示片重或平均片重	重量差异限度（%）
0.3 g 以下	±7.5
0.3 g 及 0.3 g 以上	±5

糖衣片的片芯应检查重量差异并符合规定，包糖衣后不再检查重量差异。除另有规定外，其他包衣片应在包衣后检查重量差异并符合规定。

凡规定检查含量均匀度的片剂，一般不再进行重量差异检查。

（2）崩解时限　除另有规定外，按照崩解时限检查法［《中国药典》（2020 年版）］检查，应符合规定。

含片的溶化性照崩解时限检查法［《中国药典》（2020 年版）］检查，应符合规定。

舌下片照崩解时限检查法［《中国药典》（2020 年版）］检查，应符合规定。

阴道片照融变时限检查法［《中国药典》（2020 年版）］检查，应符合规定。

口崩片照崩解时限检查法［《中国药典》（2020 年版）］检查，应符合规定。

咀嚼片不进行崩解时限检查。

凡规定检查溶出度、释放度的片剂，不再进行崩解时限检查。

（3）发泡量 阴道泡腾片照下述方法检查，应符合规定。

检查法：除另有规定外，取 25 ml 具塞刻度试管（内径 1.5 cm）10 支，各精密加水 2 ml，置 37 ± 1℃水浴中 5 分钟后，各管中分别投入供试品片，密塞，20 分钟内观察最大发泡量的体积，平均发泡体积应不少于 6 ml，且少于 4 ml 的不得超过 2 片。

（4）分散均匀性 分散片照下述方法检查，应符合规定。

检查法：采用崩解时限检查装置，不锈钢丝网的筛孔内径为 710 μm，水温为 15 ~ 25℃；取供试品 6 片，应在 3 分钟内全部崩解并通过筛网。

（5）微生物限度 用于有黏膜或皮肤炎症或破损腔道的片剂（上腔贴片、阴道片、阴道泡腾片）、局部外用的片剂（外用可溶片）以及以动植物、矿物质为原料的片剂，照《中国药典》（2020 年版）非无菌产品微生物限度检查、细菌计数法和控制菌检查法及非无菌药品微生物限度标准检查，应符合规定。

5. 煎膏剂（膏滋） 系指饮片用水煎煮，取煎煮液浓缩，加炼蜜或糖（或转化糖）制成的半流体或半固体状剂型。煎膏剂应进行以下相应检查。

（1）相对密度 除另有规定外，取供试品适量，精密称定，加水约 2 倍，精密称定，混匀，作为供试品溶液。按照相对密度测定法［《中国药典》（2020 年版）］测定，按下式计算，应符合各品种项下的有关规定。

$$供试品相对密度 = \frac{m_1 - m_1 \times f}{m_2 - m_1 \times f}$$

式中，m_1 为比重瓶内供试品溶液的质量（g）；m_2 为比重瓶内水的质量（g）。

$$f = \frac{加入供试品中的水质量}{供试品质量 + 加入供试品中的水质量}$$

凡加药材细粉的煎膏剂，不检查相对密度。

（2）不溶物 取供试品 5 g，加热水 200 ml，搅拌使溶化，放置 3 分钟后观察，不得有焦屑等异物。加饮片细粉的煎膏剂，应在未加入药粉前检查，符合规定后方可加入药粉。加入药粉后则应对其微粒粒度进行检查。

（3）装量 按照最低装量检查法［《中国药典》（2020 年版）］检查，应符合规定。

（4）微生物限度 照《中国药典》（2020 年版）非无菌产品微生物限度检查、微生物计数法和控制菌检查及非无菌药品微生物限度标准检查，应符合规定。

6. 糖浆剂 是指含有药物的浓蔗糖水溶液。糖浆剂应进行以下相应检查。

（1）装量 单剂量灌装的糖浆剂，照下述方法检查应符合规定。

检查法：取供试品 5 支，将内容物分别倒入经标化的量入式量筒内，尽量倾净。在室温下检视，每支装量与标示装量相比较，少于标示装量的应不得多于 1 支，并不得少于标示装量的 95%。

多剂量灌装的糖浆剂，按照最低装量检查法［《中国药典》（2020 年版）］检查，应符合规定。

（2）微生物限度 照《中国药典》（2020 年版）非无菌产品微生物限度检查、微生物计数法和控制菌检查及非无菌药品微生物限度标准检查，应符合规定。

7. 合剂 是指中药饮片用水或其他溶剂，采用适宜方法提取制成的口服液体剂型（单剂量灌装者也可称"口服液"）。合剂应进行以下相应检查。

（1）装量 单剂量灌装的合剂，照下述方法检查应符合规定。

检查法：取供试品 5 支，将内容物分别倒入经标化的量入式量筒内。在室温下检视，每支装量与标示装量相比较，少于标示装量的应不得多于 1 支，并不得少于标示装量的 95%。

多剂量灌装的合剂，按照最低装量检查法［《中国药典》（2020 年版）］检查，应符合规定。

（2）微生物限度 除另有规定外，照《中国药典》（2020 年版）非无菌产品微生物限度检查、微生物计数法和控制菌检查及非无菌药品微生物限度标准检查，应符合规定。

8. 滴丸剂 是指中药饮片经适宜的方法提取、纯化、浓缩并与适宜的基质加热熔融混匀后，滴入不相混溶的冷凝液中，收缩冷凝而制成的球形或类球形剂型。滴丸剂应进行以下相应检查。

（1）重量差异 除另有规定外，滴丸剂照下述方法检查应符合规定。

检查法：取供试品 20 丸，精密称定总质量，求得平均丸重后，再分别精密称定每丸的质量，每丸质量与平均丸重相比较，按表 2-7 的规定，超出限度的不得多于 2 丸，并不得有 1 丸超出限度 1 倍。

包糖衣滴丸应检查丸芯的重量差异并符合规定，包糖衣后不再检查重量差异。包薄膜衣滴丸应在包衣后检查重量差异并符合规定。凡进行装量差异检查的单剂量包装滴丸剂，不再检查重量差异。

（2）装量差异 单剂量包装的滴丸剂，照下述方法检查应符合规定。

检查法：取供试品 10 袋（瓶），分别称定每袋（瓶）内容物的重量，每袋（瓶）装量与标示装量相比较，按表 2-8 规定，超出装量差异限度的不得多于 2 袋（瓶），并不得有 1 袋（瓶）超出限度 1 倍。

表 2-7 滴丸剂重量差异限度

标示重量或平均重量	重量差异限度（%）
0.03 g 及 0.03 g 以下	±15
0.03 g 以上至 0.1 g	±12
0.1 g 以上至 0.3 g	±10
0.3 g 以上	±7.5

表 2-8 单剂量包装的滴丸剂装量差异限度

标示装量	装量差异限度（%）
0.5 g 及 0.5 g 以下	±12
0.5 g 以上至 1 g	±11
1 g 以上至 2 g	±10
2 g 以上至 3 g	±8
3 g 以上	±6

（3）溶散时限 按照崩解时限检查法［《中国药典》（2020 年版）］检查，除另有规定外，应符合规定。

（4）微生物限度 照《中国药典》（2020 年版）非无菌产品微生物限度检查、微生物计数法和控制菌检查及非无菌药品微生物限度标准检查，应符合规定。

9. 胶囊剂 是指原料药物与适宜辅料充填于空心胶囊或密封于软质囊材中的固体剂型，可分为硬胶囊、软胶囊（胶丸）和肠溶胶囊等，主要供口服用。胶囊剂应进行以下相应检查。

（1）水分 硬胶囊应做水分检查。取供试品内容物，按照水分测定法［《中国药典》（2020 年版）］测定。除另有规定外，中药硬胶囊水分含量不得超过 9.0%。硬胶囊内容物为液体或半固体者不检查水分。

（2）装量差异 除另有规定外，取供试品 10 粒，分别精密称定质量，倾出内容物（不得损失囊壳），硬胶囊囊壳用小刷或适宜的用具擦净；软胶囊或内容物半固体或液体的硬胶囊囊壳用乙醚等易挥发性溶剂洗净，置通风处使溶剂挥尽，再分别精密称定囊壳质量，求出每粒内容物的装量。每粒装量与标示装量相比较（无标示装量的胶囊剂与平均装量相比较），装量差异限度应在标示装量（或平均装量）的 ±10% 以内，超出装量差异限度的不得多于 2 粒，并不得有 1 粒超出限度 1 倍。

（3）崩解时限 除另有规定外，按照崩解时限检查法［《中国药典》（2020 年版）］检查，应符合规定。

凡规定检查溶出度或释放度的胶囊剂，不再进行崩解时限的检查。

（4）微生物限度　以动物、植物、矿物质来源的胶囊剂需照《中国药典》（2020 年版）非无菌产品微生物限度检查：微生物计数法和控制菌检查及非无菌药品微生物限度标准检查，应符合规定。

10. 酒剂　是指中药饮片用蒸馏酒提取制成的澄清液体剂型。应进行以下相应检查。

（1）总固体　酒剂一般应做总固体检查。含糖、蜂蜜的酒剂照第一法检查，不含糖、蜂蜜的酒剂照第二法检查。

1）第一法　精密量取供试品上清液 50 ml，置蒸发皿中，水浴上蒸至稠膏状，除另有规定外，加无水乙醇搅拌提取 4 次，每次 10 ml，滤过，合并滤液，置于干燥至恒重的蒸发皿中，蒸至近干，精密加入硅藻土 1 g（经 105℃干燥 3 小时，移置干燥器冷却 30 分钟），搅拌，在 105℃干燥 3 小时、移置干燥器冷却 30 分钟，迅速精密称定质量，扣除加入的硅藻土量，遗留残渣应符合各品种项下的有关规定。

2）第二法　精密量取供试品上清液 50 ml，置于干燥至恒重的蒸发皿中，水浴上蒸干，在 105℃干燥 3 小时、移置干燥器冷却 30 分钟，迅速精密称定质量，遗留残渣应符合各品种项下的有关规定。

（2）乙醇量检查　照乙醇量检查法［《中国药典》（2020 年版）］检查，应符合规定。

（3）甲醇量检查　按照甲醇量检查法［《中国药典》（2020 年版）］检查，应符合规定。

（4）装量　按照最低装量检查法［《中国药典》（2020 年版）］检查，应符合规定。

（5）微生物限度　照《中国药典》（2020 年版）非无菌产品微生物限度检查：微生物计数法和控制菌检查法，非无菌药品微生物限度标准检查，除细菌数每 1 ml 不得过 500 cfu，真菌和酵母菌数每 1 ml 不得过 100 cfu 外，其他应符合规定。

11. 酊剂　是指药材用规定浓度的乙醇提取或溶解而制成的澄清液体剂型。也可用流浸膏稀释制成，供口服或外用。应进行以下相应检查。

（1）乙醇量检查　照乙醇量检查法《中国药典》（2020 年版）］检查，应符合规定。

（2）甲醇量检查　按照甲醇量检查法［《中国药典》（2020 年版）］检查，应符合规定。

（3）装量　按照最低装量检查法［《中国药典》（2020 年版）］检查，应符合规定。

（4）微生物限度　除另有规定外，照《中国药典》（2020 年版）非无菌产品微生物限度检查：微生物计数法和控制菌检查法，非无菌药品微生物限度标准检查，应符合规定。

12. 流浸膏剂与浸膏剂　是指中药饮片用适宜的溶剂提取，蒸去部分或全部溶剂，调整至规定浓度而成的剂型。应进行以下相应检查。

（1）乙醇量检查　按照乙醇量检查法［《中国药典》（2020 年版）］检查，应符合规定。

（2）甲醇量检查　按照甲醇量检查法［《中国药典》（2020 年版）］检查，应符合规定。

（3）装量　按照最低装量检查法［《中国药典》（2020 年版）］检查，应符合规定。

（4）微生物限度　按照《中国药典》（2020 年版）非无菌产品微生物限度检查：微生物计数法和控制菌检查法，非无菌药品微生物限度标准检查，应符合规定。

13. 软膏剂　系指原料药物与油脂性或水溶性基质溶解或混合制成的均匀的半固体外用剂型。常用基质分为油脂性、水溶性和乳剂型基质。其中，用乳剂型基质制成的软膏又称为乳膏剂，按基质的不同，可分为水包油型乳膏剂与油包水型乳膏剂。应进行以下相应检查。

（1）粒度　除另有规定外，混悬型软膏剂、含中药饮片细粉的软膏剂照下述方法检查，应符合规定。

检查法：取供试品适量，置于载玻片上，涂成薄层，覆以盖玻片，按照粒度分布测定法［《中国药典》（2020 年版）］测定，均不得检出大于 180 μm 的粒子。

（2）装量　按照最低装量检查法［《中国药典》（2020 年版）］检查，应符合规定。

（3）无菌　用于烧伤或严重创伤的软膏剂，按照无菌检查法［《中国药典》（2020 年版）］检查，应符合规定。

（4）微生物限度　除另有规定外，按照《中国药典》（2020 年版）非无菌产品微生物限度检查、微生物计数法和控制菌检查及非无菌药品微生物限度标准检查，应符合规定。

14. 注射剂　是指原料药物与适宜的辅料制成的供注入体内的无菌剂型，可分为注射液、注射用无菌粉末和注射用溶液。注射液系指原料药物与适宜的辅料制成的供注入体内的无菌液体制剂，包括溶液型、乳状液型或混悬型注射液等，可用于肌内注射、静脉注射、静脉滴注等。其中，供静脉滴注用的大容量注射液（除另有规定外，一般不小于 100 ml，生物制品一般不小于 50 ml）也称输液。中药注射剂一般不宜制成混悬型注射液。注射用无菌粉末是指供临用前用适宜的无菌溶液配制成注射液的无菌粉末或无菌块状物，可用适宜的注射用溶剂配制后注射，也可用静脉输液配制后静脉滴注。注射用浓溶液是指原料药物与适宜辅料制成的供临用前稀释后静脉滴注用的无菌浓溶液。注射剂应进行以下相应检查。

（1）装量　注射液和注射用浓溶液按照下述方法检查，应符合规定。

检查法：单剂量供试品标示装量不大于 2 ml 者，取供试品 5 支（瓶）；2 ml 以上至 50 ml 者，取供试品 3 支（瓶）。开启时注意避免损失，将内容物分别用相应体积的干燥注射器及注射针头抽尽，然后极慢连续地注入经标化的量入式量筒内（量筒的大小应使持测体积至少占其额定体积的 40%，不排尽针头中的液体），在室温下检视。测定油溶液、乳状液或混悬液时，应先加温摇匀，再用干燥注射器及注射针头抽尽后，同前法操作、放冷，检视。每支（瓶）的装量均不得少于其标示量。

预装式注射器和弹筒式装置的供试品标示装量不大于 2 ml 者，取供试品 5 支（瓶）；2 ml 以上至 50 ml 者，取供试品 3 支（瓶）。供试品与所配注射器、针头或活塞装配后将供试品缓慢连续注入容器（不排尽针头中的液体），按单剂量供试品要求进行装量检查，应不低于标示量。

（2）装量差异　除另有规定外，注射用无菌粉末照下述方法检查，应符合规定。

检查法：取供试品 5 瓶（支），除去标签、铝盖，容器外壁用乙醇擦净，干燥，开启时注意避免玻璃屑等异物落入容器中，分别迅速精密称定，倾出内容物，容器用水或乙醇洗净，在适宜条件下干燥后，再分别精密称定每一容器的质量，求出每瓶（支）的装量与平均装量。每瓶（支）装量与平均装量相比较，应符合表

表 2-9　注射用无菌粉末装量差异限度

平均装量	装量差异限度（%）
0.05 g 及 0.05 g 以下	±15
0.05 g 以上至 0.15 g	±10
0.15 g 以上至 0.50 g	±7
0.50 g 以上	±5

2-9 的规定。如有 1 瓶（支）不符合规定，应另取 10 瓶（支）复试，均应符合规定。

凡规定检查含量均匀度的注射用无菌粉末，一般不再进行装量差异检查。

（3）渗透压摩尔浓度　除另有规定外，静脉输液及椎管注用注射液按各品种项下的规定，照渗透压摩尔浓度测定法［《中国药典》（2020 年版）］检查，应符合规定。

（4）可见异物　除另有规定外，按照可见异物检查法［《中国药典》（2020 年版）］检查，应符合规定。

（5）不溶性微粒　除另有规定外，溶液型静脉用注射液、溶液型静脉用注射用无菌粉末及注射用浓溶液按照不溶性微粒检查法［《中国药典》（2020 年版）］检查，应符合规定。

（6）有关物质　按各品种项下规定，按照注射剂有关物质检查法［《中国药典》（2020 年版）］检查，应符合规定。

（7）重金属及有害元素残留量　除另有规定外，中药注射剂照铅、镉、砷、汞、铜测定法［《中国药典》（2020 年版）］检查，按各品种项下每日最大使用量计算，铅不得超过 12 μg，镉不得超过 3 μg，

砷不得超过 6 μg，汞不得超过 2 μg，铜不得超过 150 μg。

（8）无菌 按照无菌检查法［《中国药典》（2020 年版）］检查，应符合规定。

（9）热原或细菌内毒素 除另有规定外，静脉用注射剂按各品种项下规定，按照热原检查法［《中国药典》（2020 年版）］或细菌内毒素检查法［（中国药典》（2020 年版）］检查，应符合规定。

15. **搽剂、洗剂、涂膜剂** 为外用液体制剂。搽剂是指药材用乙醇、油或其他适宜溶剂制成的供无破损患处揉擦用的液体剂型。其中，以油为溶剂的又称油剂。洗剂是指含原料药物的溶液、乳状液、混悬液，供清洗或涂抹无破损皮肤或腔道用的液体制剂。涂膜剂是指原料药物溶解或分散于含成膜材料的溶剂中，涂搽患处后形成薄膜的外用液体剂型。搽剂、洗剂、涂膜剂应进行以下相应检查。

（1）装量 按照最低装量检查法［《中国药典》（2020 年版）］检查，应符合规定。

（2）微生物限度 除另有规定外，照《中国药典》（2020 年版）非无菌产品微生物限度检查：微生物计数法和控制菌检查及非无菌药品微生物限度标准检查，应符合规定。

16. **栓剂** 是指原料药与适宜基质制成供腔道给药的固体剂型。应进行以下相应检查。

（1）重量差异 栓剂照下述方法检查，应符合规定。

检查法：取供试品 10 粒，精密称定总重量，求得平均粒重后，再分别精密称定各粒的重量，每粒重量与平均粒重相比较（有标示粒重的中药栓剂，每粒重量应与标示粒重比较），按表 2-10 的规定。超出重量差异限度的不得多于 1 粒，并不得超出限度 1 倍。

表 2-10 栓剂重量差异限度

标示粒重或平均粒重	重量差异限度（%）
1 g 及 1 g 以下	±10
1 g 以上至 3 g	±7.5
3 g 以上	±5

（2）融变时限 除另有规定外，按照融变时限检查法［《中国药典》（2020 年版）］检查，应符合规定。

（3）微生物限度 除另有规定外，照《中国药典》（2020 年版）非无菌产品微生物限度检查、微生物计数法和控制菌检查及非无菌药品微生物限度标准检查，应符合规定。

（桂双英）

第三章　中药药剂学实验制剂前基本操作

⟫ 第一节　粉碎、过筛、混合与制粒

一、粉碎

粉碎是指借机械力或其他方法将大块的固体物料碎成所需细度的操作过程，或是利用其他方法将固体药物碎成一定粒度的粉体的操作。物体内部都存在分子间的内聚力，因此要使固体药物粉碎，就必须通过外加机械力，破坏物质分子间的内聚力，从而使大块的药物变成小块或颗粒。物料被碎裂后，表面积增大，粉碎即将机械能转变为表面能的过程。

（一）粉碎的目的

药物粉碎的目的：①增加药物的比表面积，有利于促进药物的溶解与吸收，提高药物的生物利用度；②便于调剂和服用；③加速药材中有效成分的浸出或溶出；④为制备混悬液、散剂、片剂、丸剂、胶囊剂等多种剂型奠定基础。

（二）粉碎的方法

1. 干法粉碎　是指将药物采用适当的方法干燥，使药物中的水分降低到一定的限度（一般应少于5％）再进行粉碎的方法。除特殊中药外，大多数中药材均采用干法粉碎。

（1）单独粉碎　俗称单研，系将一味中药单独进行粉碎，便于应用到各种复方制剂中。通常需要单独粉碎的中药包括：贵重中药、毒性或刺激性强的中药、氧化性与还原性强的中药、质地坚硬的中药。

（2）混合粉碎　处方中某些中药性质和硬度相似，可以将其全部或部分混合在一起进行粉碎，即为混合粉碎。混合粉碎可以避免黏性药物单独粉碎的困难，又可以将药物的粉碎与混合结合在一起同时完成。根据药物的性质和粉碎方式的不同，特殊的混合粉碎方法包括：串料粉碎、串油粉碎、蒸罐粉碎。

2. 湿法粉碎　是指往药物中加入适量水或其他液体并与之一起研磨粉碎的方法。粉碎过程中，水或其他液体分子渗入药物内部的裂隙，有效减小其分子间的内聚力，从而利于药物的粉碎，还可以避免粉尘飞扬。常用的湿法粉碎包括水飞法、加液研磨法。

3. 低温粉碎　将物料冷却后或在冷却条件下进行粉碎的方法，称为低温粉碎。低温时物料韧性与延展性降低，脆性增加，易于粉碎。

低温粉碎能够保留药物中的挥发性成分，适用于在常温下粉碎困难的物料及软化点低、熔点低、热可塑性物料，如树脂、树胶、干浸膏等。

4. 超微粉碎　是指采用适当的技术和设备将药物粉碎成更细粉末的方法。超微粉末具有一般颗粒所没有的特殊理化性质，如良好的溶解性、分散性、化学反应活性等。

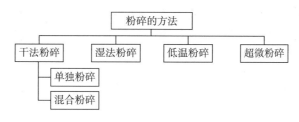

图 3-1　粉碎的方法

（三）粉碎原则

中药粉碎时应遵循以下原则：①药物粉碎前后的组成和药理、药效作用不变；②应根据药物的性质、所制备剂型等因素控制适当的粉碎程度；③粉碎过程中要及时过筛，以免部分药物过度粉碎，同时也可提高工作效率；④需要粉碎的药材必须全部粉碎应用，较难粉碎的植物叶脉、纤维等，不应随意丢弃；⑤粉碎过程中应注意粉碎设备的正确使用，粉碎毒性、刺激性大的药物时要做好安全防护。

二、过筛

过筛系指粉碎后的药物粉末通过网孔性的工具，使粗粉与细粉分离的操作。

（一）过筛的目的

根据制剂和临床用药的要求，分离得到粒度适宜的粉末；药粉过筛后，其粒径分布范围变小，有利于提高混合物的均匀性和稳定性；细粉及时筛出，粗粉再继续粉碎，可以提高粉碎效率。

（二）药筛和药粉的分等

1. 药筛的规格　《中国药典》（2020 年版）所用的药筛，选用国家标准的 R40/3 系列，共 9 种筛号，一号筛的筛孔内径最大，依次减小，九号筛的筛孔内径最小（表 3-1）。

表 3-1　《中国药典》（2020 年版）筛号、工业筛目、筛孔内径对照表

筛号	筛目（孔/2.54 cm）	筛孔内径（μm）
一号筛	10	2000 ± 70
二号筛	24	850 ± 29
三号筛	50	355 ± 13
四号筛	65	250 ± 9.9
五号筛	80	180 ± 7.6
六号筛	100	150 ± 6.6
七号筛	120	125 ± 5.8
八号筛	150	90 ± 4.6
九号筛	200	75 ± 4.1

2. 粉末的分等　粉碎后的粉末必须经过筛选才能得到粒度比较均匀的粉末，以满足制剂生产和临床应用的需要，筛选方法是以适当筛号的药筛筛过。《中国药典》（2020 年版）规定了 6 种粉末分等标准。

（1）最粗粉　指能全部通过一号筛，但混有能通过三号筛不超过 20% 的粉末。

（2）粗粉　指能全部通过二号筛，但混有能通过四号筛不超过 40% 的粉末。

（3）中粉　指能全部通过四号筛，但混有能通过五号筛不超过 60% 的粉末。

（4）细粉　指能全部通过五号筛，并含能通过六号筛不少于 95% 的粉末。

（5）最细粉　指能全部通过六号筛，并含能通过七号筛不少于95%的粉末。

（6）极细粉　指能全部通过八号筛，并含能通过九号筛不少于95%的粉末。

（三）影响过筛的因素

过筛时如正确操作，则可提高过筛效率。影响过筛效率的因素主要包括药粉的性质、筛法及加粉量等。

1. 粉体的性质　黏性小、流动性好的粉体较易过筛。

2. 振动速度　药粉在静止状态下由于受摩擦力及表面能的影响，易形成粉块从而不易通过筛孔，因此过筛时需要不断振动。粉末在筛网上的运动速度要适宜，过快不利于使更多粉末落于筛孔，太慢则会降低过筛的效率。

3. 粉末量　药筛内放入粉末不宜太多，让粉末有足够的余地在较大范围内移动而便于过筛。但粉末也不宜太少，否则会影响过筛效率。

三、混合

（一）混合的目的

混合是指将两种以上的固体粉末相互均匀分散的过程或操作。混合的目的是使多组分物质含量均匀一致。

（二）混合机理

混合的机理包括切变混合、对流混合、扩散混合。在实际操作中，往往是切变、对流、扩散等作用结合进行。

（三）混合方法

1. 搅拌混合　混合少量药物时，可以反复搅拌使之混合均匀。大量药物用该法不易混匀，实际生产中常用搅拌混合机。

2. 研磨混合　是将药物的粉末在容器中通过研磨进行混合的方法，适用于一些结晶体药物，不适于吸湿性和爆炸性成分的混合。

3. 过筛混合　药物混合还可以通过过筛的方法混匀。对于密度相差较大的组分采用过筛法难以混合均匀，过筛后还须配合搅拌等其他混合方法。

（四）影响混合的因素

1. 各组分药量的比例　各组分药物比例量相差悬殊时，不易混合均匀，这种情况可采用"等量递增法"混合。即先取量小的组分与等量的量大组分，同时置于混合器中混匀，再加入与混合物等量的量大组分稀释均匀，如此倍量增加至加完全部量大的组分为止，混合均匀，过筛（图3-2）。

2. 各组分药物的密度　组分药物密度相差悬殊时，较难混匀。混合时先将密度小（质轻）的放入混合容器中，再放入密度大（质重）的，并且应注意混合操作中的检测。

3. 各组分药物的色泽　组分药物的色泽相差悬殊时易影响混合的均匀性。这种情况通常采用"打底套色法"来混合。先将组分中量少的、色深的药粉放入研钵中作为基础，即"打底"；然后将量多的、色浅的药粉逐渐分次加入研钵中轻研混合，即为"套色"。

4. 各组分药物的粉体性质　组分药物的粉体性质会影响混合的均匀性。如粒子的形态、粒度分布、含水量、黏附性等。若组分药物粒度分布相差悬殊时，一般先将粒径大者放入混合容器中，再放入粒径小者；当处方中含有液体成分时，可用处方中其他组分吸收该液体，再进行混合。

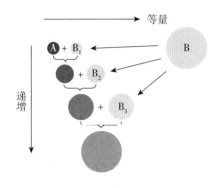

图 3 - 2　等量递增法

四、制粒

制粒是指往粉末状的药料中加入适宜的润湿剂或黏合剂，经加工制成具有一定形状与大小的颗粒状物体的操作。制得的颗粒可以直接作为颗粒剂，也可以作为胶囊剂、片剂生产中的中间体。

（一）制粒的目的

药物细粉的流动性差，制成颗粒可改善其流动性；多组分药物制粒后可防止各成分的离析；防止生产中粉尘飞扬及在器壁上吸附；在片剂生产中可改善其压力的均匀传递。

（二）制粒的方法

1. 湿法制粒

（1）挤出制粒　是在药粉中加入适宜的润湿剂或黏合剂制成软材后，置于具有一定孔径的筛网或孔板上，用强制挤压的方式使其通过而制粒的方法。

（2）高速搅拌制粒　是将粉末、辅料、黏合剂加入容器中，通过高速旋转的搅拌桨的搅拌作用和制粒刀的切割作用，完成混合并制成颗粒的方法。

（3）流化喷雾制粒　是指利用气流使药物粉末呈悬浮流化状态，再喷入黏合剂液体，使粉末聚结成粒的方法。由于将混合、制粒、干燥等操作在一台设备内完成，又称一步制粒或沸腾制粒。该法制得的颗粒粒度均匀，外形圆整，流动性较好，热交换迅速，适用于对湿和热敏感的药物制粒。

（4）喷雾干燥制粒　是将药物浓缩液送至喷嘴后与压缩空气混合形成雾滴喷入干燥室中，干燥室的温度一般控制在120℃左右，在热气流的作用下雾滴很快被干燥成球状颗粒。喷雾干燥制粒干燥速度快，物料受热时间短，制得的颗粒大小均匀，流动性好，适用于中药全浸膏片浓缩液直接制粒。

（5）滚转制粒　是将浸膏或半浸膏细粉与适宜的辅料混匀，置包衣锅或适宜的容器中转动，在滚转过程中喷入润湿剂或黏合剂，使药粉润湿黏合成粒，继续滚转至颗粒干燥的制粒方法。此法适用于中药浸膏粉、半浸膏粉及黏性较强的药物细粉制粒。

2. 干法制粒

（1）滚压法制粒　将药物粉末和辅料混匀后，使之通过转速相同的 2 个滚动圆筒间的缝隙压成所需硬度的薄片，然后通过颗粒机破碎制成一定大小颗粒的方法。

（2）重压法制粒　又称压片法制粒，是将药物与辅料混匀后，通过压片机压成大片，然后再破碎成所需大小的颗粒。

第二节 浸提、分离与纯化

一、浸提

浸提是采用适当的溶剂和方法使中药中所含的有效成分转移到溶剂中的过程。

（一）浸提溶剂

溶剂的选择与有效成分的充分浸出、制剂的安全性、有效性密切相关。理想的浸提溶剂应满足以下要求：①能最大限度地提取中药中的有效成分，最低限度地浸出杂质和无效成分；②不与有效成分发生化学反应，不影响有效成分的药效和稳定性；③使用方便，操作安全；④价廉易得。

常用的浸提溶剂主要有水、乙醇等。

（二）浸提方法

中药浸提常用的方法主要有煎煮法、浸渍法、渗漉法、回流法、水蒸气蒸馏法等。

1. 煎煮法 是以水作为浸出溶剂的提取方法之一。将经处理的药材，加适量的水加热煮沸2~3次，使其有效成分充分煎出，收集各次煎出液，分离异物或沉淀，浓缩至规定浓度，再制成规定的制剂。

煎煮法适用于有效成分溶于水，且对湿、热均较稳定的药材，但煎出液中杂质较多，尚有少量脂溶性成分，一些不耐热及挥发性成分在煎煮过程中易被破坏或挥发而损失，而且煎出液容易霉变、腐败，应及时处理。

2. 浸渍法 是简便且较为常用的一种浸提方法。该法简单易行，适用于黏性药材、无组织结构的药材、新鲜及易于膨胀的药材，价格低廉的芳香性药材。不适于贵重药材、毒性药材及高浓度的制剂。另外，浸渍法所需时间较长，不宜用水作溶剂，通常用不同浓度的乙醇或白酒。

3. 渗漉法 是往药材粗粉中连续不断添加浸提溶剂使其渗过药粉，下端出口连续流出渗漉液的一种浸提方法。渗漉时，溶剂渗入药材的细胞中溶解大量的可溶性物质之后，浓度增加、密度增大而向下移动，上层的浸提溶剂或稀浸液位置置换，造成良好的浓度差，使扩散较好地进行，故提取效果优于浸渍法，提取也较完全，而且省去了分离浸提液的时间和操作。

4. 回流法 是用乙醇等挥发性有机溶剂提取，提取液被加热，挥发性溶剂馏出后又被冷凝，重复流回浸出器中浸提中药，直至有效成分回流提取完全的方法。回流法由于连续加热，浸提液在蒸发锅中受热时间较长，故不适用于受热易被破坏的中药成分的提取。

5. 水蒸气蒸馏法 是指将含有挥发性成分的中药与水共同蒸馏，使挥发性成分随水蒸气一并馏出，并经冷凝以分取挥发性成分的一种提取方法。此法适用于具有挥发性，能随水蒸气蒸馏而不被破坏，与水不发生反应，又难溶或不溶于水的化学成分的提取。

二、分离

将固体﹣液体非均相体系用适当方法分开的过程称为固﹣液分离。常用的分离方法有沉降分离法、离心分离法、滤过分离法等。

1. 沉降分离法 是利用固体物质与液体介质密度相差悬殊，固体靠自身重量自然下沉，用虹吸法吸取上层澄清液，使固体与液体分离的一种方法。

2. 离心分离法 是利用混合液中不同物质密度差来分离料液的一种方法。离心沉降工艺可作为醇沉工艺的替代方法。

3. 滤过分离法　是将固、液混悬液通过多孔的介质使固体粒子被介质截留，液体经介质孔道流出，而实现分离的方法。滤过分离法包括常压滤过、减压滤过、加压滤过、薄膜滤过等。

三、纯化

纯化是采用适当的方法和设备除去中药提取液中杂质的操作。常用的纯化方法有：水提醇沉法、醇提水沉法、超滤法、盐析法、酸碱法、澄清剂法、透析法、萃取法等，其中以水提醇沉法应用尤为广泛。

1. 水提醇沉法　是先以水为溶剂提取中药有效成分，再用不同浓度的乙醇沉淀去除提取液中杂质的方法。主要用于中药水提液的纯化，以降低制剂的服用量，或增加制剂的稳定性和澄清度。

2. 醇提水沉法　是先以适宜浓度的乙醇提取中药成分再用水除去提取液中杂质的方法。其基本原理及操作与水提醇沉法基本相同，适于提取药效物质为醇溶性或在醇水中均有较好溶解性的中药，如果有效成分在水中难溶或不溶，则不可采用水沉处理。

3. 盐析法　是在含某些高分子物质的溶液中加入大量的无机盐，使其溶解度降低沉淀析出，而与其他成分分离的一种方法。主要适用于蛋白质的分离纯化，且不至于使其变性。盐析常用的中性盐有：硫酸铵、硫酸钠、氯化钠等。

4. 酸碱法　是针对单体成分的溶解度与酸碱度有关的性质，在溶液中加入适量酸或碱，调节 pH 至一定范围，使单体成分溶解或析出，以达到分离目的的方法。

5. 大孔树脂吸附法　是利用其多孔结构和选择性吸附功能将中药提取液中的有效成分或有效部位吸附，再经洗脱回收，以除去杂质的一种纯化方法。

6. 澄清剂法　是在中药浸出液中加入一定量的澄清剂，利用它们具有可降解某些高分子杂质、降低药液黏度，或能吸附、包合固体微粒等特性来加速药液中悬浮粒子的沉降，经滤过除去沉淀物而获得澄清药液的一种方法。

◇ 第三节　浓缩与干燥

一、浓缩

浓缩通常是在沸腾状态下，经传热过程，利用汽化作用，将挥发性大小不同的物质进行分离，从液体中除去溶剂得到浓缩液的工艺操作。中药提取液经浓缩可制成一定规格的成品或半成品。

（一）浓缩的原理

溶液加热至沸腾后，其中的水分或其他具有挥发性的溶剂部分达到汽化状态并被不断移除，而不具挥发性的溶质在此过程中保持不变，从而达到提高溶液浓度的目的。

（二）影响浓缩效率的因素

蒸发浓缩的效率常以蒸发器的生产强度来表示，即单位时间、单位传热面积上所蒸发的溶剂或水量。

$$U = \frac{W}{A} = \frac{K \cdot \Delta t}{r} \tag{3-1}$$

式中，U 为蒸发器的生产强度 [kg（m^2·h）]；W 为蒸发量（kg/h）；A 为蒸发器的传热面积（m^2）；K 为蒸发器传热总系数 [kJ/（m^2·h·℃）]；Δt 为加热蒸汽的饱和温度与溶液沸点之差（℃）；r 为二次蒸汽的汽化潜能（kJ/kg）。

影响浓缩效率的因素及解决方法见表 3-2。

表 3 – 2　影响浓缩效率的因素及解决方法

因素	解决方法
Δt：加热蒸汽的饱和温度与溶液沸点之差	1. 提高加热蒸气压 2. 减压蒸发降低浓缩液的沸点 3. 控制适宜的液层深度
K：蒸发器传热系数	1. 清除加热管垢层 2. 提高管内传热膜系数 3. 改进蒸发器结构，加快流体流动
r：二次蒸汽的汽化潜能	低温低压下进行蒸发浓缩
A：蒸发器的传热面积	1. 增大表面积 2. 加强搅拌

（三）浓缩方法

1. 常压浓缩　是在一个大气压下进行蒸发浓缩的方法，可在无限空间或有限空间中进行。当被蒸发的液体是水等无燃烧性、无害，且经济价值小的溶剂时，可在无限空间蒸发；若是乙醇等有机溶剂的提取液，则应使用蒸馏装置回收溶剂。常压浓缩主要用于有效成分耐热料液的浓缩。常压浓缩的设备多采用敞口倾倒式夹层锅。

2. 减压浓缩　是在密闭的容器内，抽真空降低内部压力，使料液的沸点降低而进行蒸发的方法。由于溶液沸点降低，减压浓缩能防止或减少热敏性物质的分解，增大传热温度差，强化蒸发操作。但减压浓缩过程中，料液沸点降低，其汽化潜热随之增大，即减压蒸发比常压蒸发消耗的加热蒸气的量要多。

3. 薄膜浓缩　是利用液体在蒸发时形成具有极大汽化表面的薄膜进行浓缩的方法。薄膜浓缩时热量的传递快且均匀，浓缩效率高，而且受热时间缩短，能较好地避免药物的过热现象，有效成分不易被破坏。膜式蒸发器适用于处理热敏性物料，现已成为国内外广泛应用的、较先进的蒸发器械。

二、干燥

干燥是利用热能除去含湿的固体物质或膏状物中所含的水分或其他溶剂，获得干燥物品的操作工艺。

（一）干燥的原理

干燥是将预热后的气体与湿物料接触，气体中的热量以对流的方式传给湿物料，使其中的湿分汽化，而汽化了的湿分又被气体带走（图3-3）。所以对流干燥是传热传质同时进行的过程，一方面气体将热传给物料，另一方面物料把湿分传给气体。在这个过程中，气体称为干燥介质。

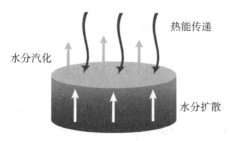

图 3 – 3　干燥原理

1. 物料中所含水分的性质

（1）结合水　指物料中与物料之间借化学力或物理和化学力相互结合的水分。

（2）非结合水　指机械地附着于物料固体表面、存积于大孔隙内和颗粒堆积层中的水分。

（3）平衡水分　在一定的空气状态下，当物料表面产生的水蒸气压与空气中水蒸气分压相等时，物料中所含水分称为平衡水分。

（4）自由水分　物料中所含的水分大于平衡水分的那部分水分，即在干燥过程中能除去的水分称为自由水分。自由水分包括全部非结合水和部分结合水。

结合水分与非结合水分、平衡水分与自由水分是两种不同角度的划分方法。在干燥过程中可以除去的水分为自由水，包括全部非结合水和部分结合水。除去水分的界限为平衡水分（图3-4）。

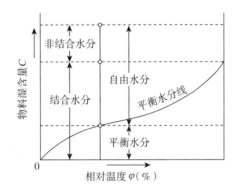

图3-4　固体物料中所含水分相互关系示意图

2. 临界湿含量　在干燥试验开始时，物料被加热，物料温度随之升高，干燥速率也升高，物料开始等速干燥阶段。当物料湿含量降低至临界湿含量 C_0 时，物料的干燥速率开始下降，物料表面温度开始升高，这就开始了干燥降速阶段。等速阶段与降速阶段的交界处称为临界点，其所对应的湿含量 C_0 称为临界湿含量。临界湿含量 C_0 是划分等速干燥阶段和降速干燥阶段的转折点（图3-5）。

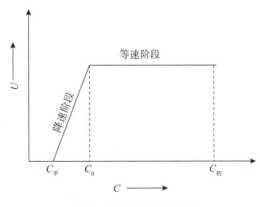

图3-5　干燥速率曲线

（二）影响干燥的因素

1. 被干燥物料的性质　是影响干燥速率的最主要因素。湿物料的形状、大小、料层的厚薄、水分的结合方式都会影响干燥的速率。结晶状、颗粒状、堆积层薄的物料干燥速率较快。

2. 干燥介质的温度、湿度与流速　在适当范围内，提高空气的温度，可使物料表面的温度也相应提高，会加快蒸发速度，有利于干燥。但应根据物料的性质选择适宜的干燥温度，以防止某些热敏性成分被破坏。

空气的相对湿度越低，干燥速率越大。降低有限空间相对湿度可提高干燥效率。可通过使用生石灰、硅胶等吸湿剂吸除空间中的水蒸气，或采用排风、鼓风装置等更新空间气流来降低相对湿度。

在等速干燥阶段，空气的流速越大，干燥速率越快。但空气流速对内部扩散无影响，故与降速阶段的干燥速率无关。

3. 干燥速度与干燥方法 在干燥过程中，首先是物料表面液体的蒸发，其次是内部液体逐渐扩散到表面继续蒸发，直至干燥完全。干燥速率过快时，物料表面水分蒸发速率大大超过内部液体扩散到物料表面的速率，致使表面粉粒黏着，甚至熔化结壳，从而阻碍了内部水分的扩散和蒸发，形成假干燥现象。假干燥的物料不能很好地保存，也不利于后续制备操作。

干燥速率与干燥方式有较大关系。静态干燥法要逐渐升高温度，以使物料内部液体慢慢向表面扩散，防止物料出现结壳，形成假干现象；动态干燥法颗粒处于跳动、悬浮状态，可大大增加其暴露面积，有利于提高干燥效率；沸腾干燥、喷雾干燥法采用了流态化技术，且先将气流本身进行干燥或预热，使空间相对湿度降低，可以显著提高干燥效率。

4. 干燥压力 减压干燥是加快水分蒸发，提高干燥速率的有效措施。且产品疏松易碎，质量稳定。

（三）干燥方法

干燥操作可按不同的方法分类：按操作压力可分为常压干燥和真空干燥等；按照热能传给湿物料的方式，可分为对流干燥、传导干燥、辐射干燥等；按操作方式可分为连续式和间歇式干燥等。下面介绍几种常用的干燥方法。

1. 烘干法 是将湿物料摊放在烘盘内，利用热的干燥气流使湿物料水分汽化而进行干燥的一种方法。由于物料处于静止状态，干燥速度较慢。常用的设备有烘箱等。

2. 减压干燥法 又称真空干燥，它是在密闭的容器中抽去空气减压而进行干燥的一种方法。减压干燥适于热敏性物料，或高温下易氧化，或排出的气体有使用价值、有毒害、有燃烧性的物料。减压干燥的温度低，干燥速度快；减少了物料与空气的接触机会，避免物料污染或氧化变质；产品呈松脆的海绵状，易于粉碎；挥发性液体可以回收利用。但减压干燥法生产能力小，间歇操作，劳动强度大。

3. 流化干燥法 又称沸腾干燥，是流态化原理在干燥中的应用。流化干燥法适用于湿粒性物料，颗粒与热介质在湍流喷射下进行充分混合和分散，故气固相间传热、传质系数均较大，干燥速度快，产品质量好；干燥设备结构简单，可动部件少，操作维修方便；与气流干燥相比，它的气流阻力较低，物料磨损较轻；干燥时不需要翻料，能够自动出料。

4. 喷雾干燥法 是将液态物料浓缩至适宜的密度后，使雾化成细小雾滴，与一定流速的热气流进行热交换，使水分迅速蒸发，物料干燥成粉末状或颗粒状的方法。喷雾干燥传热传质迅速，水分蒸发极快，具瞬间干燥的特点。同时，在干燥过程中，雾滴表面有水饱和，雾滴温度一般约为50℃左右，故特别适用于热敏性物料，产品质量好，能保持原来的色香味，易溶解，含菌量低；此外，干燥后的制品多为松脆的颗粒或粉粒，溶解性能好，对改善某些制剂的溶出速度具有良好的作用。喷雾干燥可制得180目以上极细粉，且含水量≤5%。

5. 冷冻干燥法 是将被干燥液体物料冷冻成固体，利用冰在低温下的升华性能，使物料低温脱水达到干燥目的的一种方法。适用于血浆、血清、抗生素等极不耐热的药物的干燥。常将液体无菌药液分装于无菌药瓶之中，经冷冻成冰，然后在减压下使冰升华成水气抽出，以制备无菌冻干制剂。

6. 辐射干燥法 是利用湿物料对一定波长电磁波的吸收并产生热量将水分汽化而进行干燥的一种方法，按频率由高到低可分为红外线干燥法、远红外线干燥法、微波干燥法等。

（张英丰　冷　静）

下篇　实验方法篇

第四章　中药药剂实验

实验一　参观中药厂

【实验目的】

1. 掌握　中药厂的总体布局情况及主要剂型的制备工艺流程。

2. 熟悉　中药厂 GMP 情况，车间工艺布局及环境区域的划分；药学工作者在中药厂中的作用和职责。

3. 了解　中药厂的工作内容、生产的主要品种、各车间的主要设备；制药卫生的措施与方法及保证药品质量的措施。

【参观内容】

1. 听取中药厂负责人介绍

（1）中药厂的基本情况　如药厂规模、发展历史、机构设置、GMP 车间的数量及范围、生产的品种及销售情况等。

（2）中药厂的硬件设施　如厂址的选择、厂房的设计，装修材料需达到的要求及使用，车间工艺的布局及要求，设备如何选型及需要注意的事项等。

（3）中药厂的软件管理系统　如人员管理、物料管理、设备管理、生产质量管理以及生产工艺操作规程管理等。

2. 分组参观　中药厂业务骨干带领学生分组参观，并实地讲解。要求学生在参观中了解中药厂的制药卫生措施和方法及相关生产和质量管理的各项制度，了解设备的维护方法；熟悉车间的工艺布局和洁净级别的划分；掌握主要剂型的制备工艺流程，掌握粉碎、浸提、分离、纯化、浓缩、干燥及制剂成型等单元操作的方法和关键操作，常用制药设备及使用时的注意事项等。

3. 了解中药厂其他情况　如药品的研发，新辅料、新技术、新设备等的应用。

4. 书面小结　学生应及时就参观后的心得体会、意见或建议写出书面小结，并组织一次班级交流，以巩固所学的知识。

（张清清）

实验二　浸出制剂的制备

【实验目的】

1. 掌握　浸出制剂的制备工艺过程及操作要点。

2. 熟悉 浸出制剂的质量要求与质量检查方法。

【实验概述】

1. 浸出制剂 系指采用适宜的溶剂和方法提取饮片中有效物质而制得的供内服或外用的一类制剂。浸出制剂常以水和适宜浓度的乙醇为溶剂，采用煎煮法、渗漉法、浸渍法、回流提取法等方法制备。浸出制剂的优点有体现方药多种成分的综合疗效与特点、作用缓和持久毒性低、减少服用量、部分浸出制剂可作为其他剂型的原料等；缺点有稳定性差、储存运输不便等。浸出制剂按照浸出过程和成品情况大体可分为以下几类：水浸出剂型如汤剂、合剂、口服液；含醇浸出剂型如酒剂、酊剂、流浸膏剂等；含糖浸出剂型如糖浆剂、煎膏剂等；无菌浸出剂型等。

2. 合剂 系指饮片用水或其他溶剂，采用适宜的方法提取制成的口服液体制剂（单剂量灌装者也可称"口服液"）。合剂是在汤剂的基础上改进和发展起来的新剂型，既保持了汤剂综合浸出方药的多种成分，保证制剂的综合疗效，吸收快、奏效迅速的特点；又克服了汤剂的诸多不便。合剂在生产中可根据需要加入适宜的附加剂，如防腐剂、矫味剂等，必要时可加入适量的乙醇，合剂若需加入蔗糖，除另有规定外，含蔗糖量应不高于 20%（g/ml）。除另有规定外，合剂应澄清。在贮存期间不得有发霉、酸败、异物、变色、产生气体或其他变质现象，允许有少量摇之易散的沉淀。

合剂制备的一般工艺流程：浸提—精制—浓缩—分装—灭菌—成品。

3. 提取 根据饮片所含有效物质的理化性质进行浸提，一般采用煎煮法。若处方包含具有挥发性成分的饮片，可采用水蒸气蒸馏法提取挥发性成分，药渣再与其他药味一起煎煮。此外，亦可根据饮片中有效成分的特性，选用适宜浓度的乙醇或其他溶剂，采用渗漉法、回流法等方法浸提。

4. 精制 中药合剂多采用水提醇沉法处理，但该法耗醇量高，易造成醇不溶性成分丢失。此外，醇提水沉淀法、大孔树脂吸附法、超滤法、澄清剂法愈来愈受到重视，已在中药提取液的精制方面得到较多的研究和应用。

5. 浓缩 工业生产常用多效蒸发器减压浓缩。浓缩程度一般以每日服用量在 30～60 ml 为宜。经醇沉精制处理的合剂，应先回收乙醇，再浓缩，每日服用量控制在 20～40 ml。在汤剂基础上制成的合剂，其浓缩程度原则上与每日服用剂量相等。

6. 配液 可根据需要加入适宜的矫味剂、防腐剂、pH 调节剂及稳定剂等，如有挥发油或油水混合物可加入增溶剂。

7. 分装、灭菌 可经粗滤、精滤后，灌装于无菌洁净干燥的容器中，或者按单剂量灌装于指形管或适宜容器中，密封。一般采用煮沸灭菌法、流通蒸汽灭菌法或热压灭菌法。

【实验材料】

1. 仪器 小型提取设备、电热套、渗漉筒、挥发油提取器、烧杯、烧瓶、调温电炉、天平、pH 计、韦氏比重秤等。

2. 试药 桂枝、白芍、炙甘草、生姜、大枣、饴糖、苯甲酸钠、乙醇、纯化水。

【实验内容】

小建中合剂

1. 处方 桂枝 111 g　白芍 222 g　炙甘草 74 g　生姜 111 g　大枣 111 g　饴糖 370 g　苯甲酸钠 3 g　纯化水适量　共制成 1000 ml

2. 制法 以上五味，桂枝水蒸气蒸馏法提取挥发油，蒸馏后的水液另器收集；药渣与炙甘草、大枣加水煎煮二次，每次 2 小时，合并煎液，滤过，滤液与蒸馏后的水溶液合并，浓缩至约 560 ml，白芍、生姜用 50% 乙醇作溶剂，浸渍 24 小时后进行渗漉，收集渗漉液，回收乙醇后与上述药液合并，静置，滤过，另加饴糖 370 g，再浓缩至近 1000 ml，加入苯甲酸钠 3 g 与桂枝挥发油，加水至 1000 ml，搅匀，即得。

小建中合剂制备的实验流程如图 4 – 1 所示。

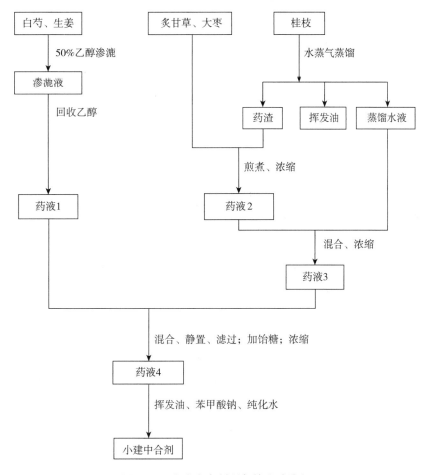

图 4 – 1　小建中合剂制备的实验流程

3. 质量检查

（1）性状　除另有规定外，合剂应澄清。在贮存期间不得有发霉、酸败、异物、变色、产生气体或其他变质现象，允许有少量摇之易散的沉淀。

（2）相对密度　按照《中国药典》（2020 年版）（通则 0601）检查，应符合规定。

（3）pH　按照《中国药典》（2020 年版）（通则 0631）检查，应符合规定。

（4）装量　单剂量灌装的口服液，按照《中国药典》（2020 年版）装量检查法（通则 0181）检查，应符合规定。多剂量灌装的合剂，按照《中国药典》（2020 年版）最低装量检查法（通则 0942）检查，应符合规定。

4. 功能与主治　温中补虚，缓急止痛。用于脾胃虚寒，脘腹疼痛，喜温喜按，嘈杂吞酸，食少，胃及十二指肠溃疡见上述证候者。

5. 用法与用量　口服，一次 20～30 ml，一日 3 次，用时摇匀。

【注意事项】

1. 采用水蒸气蒸馏法提取处方中挥发油，注意所含有挥发油的密度，选择相应的挥发油提取器。制剂中最终加入挥发油时，可加入适量表面活性剂增加挥发油的溶解度，保证合剂的澄明度。

2. 进行渗漉提取前应将饮片粉碎成粗粉，并注意填装渗漉筒时应均匀，控制适当流速。

【思考题】

1. 合剂与口服液处方中含有的挥发油应该如何处理？
2. 合剂与口服液控制相对密度和 pH 值有什么意义？
3. 口服液体制剂一般需要加入哪些附加剂？常用品种有哪些？
4. 如何解决合剂与口服液的沉淀问题？

（贾永艳）

实验三　液体制剂的制备

【实验目的】

1. **掌握**　常用的各类液体制剂的特点、制备原理和方法。
2. **了解**　影响液体制剂质量的因素和质量检查的方法。

【实验概述】

1. **液体制剂**　系指药物分散在液体分散介质（溶剂）中制成的液态剂型，可根据分散相粒子大小、物态及分散情况的不同，分为低分子溶液型、胶体溶液型（包括高分子溶液和溶胶）、混悬液型和乳状液型四类。

2. **低分子溶液型液体制剂**　系指小分子药物以分子或离子状态分散在溶剂中制成的可供内服或外用的均相液体制剂。其中挥发油或其他挥发性芳香药物的饱和或近饱和澄明水溶液称为芳香水剂。芳香水剂的制备方法因原料的不同而异。纯净的挥发油或化学药物多用溶解法或稀释法，含挥发性成分的植物药材多用蒸馏法。

3. **混悬型液体制剂**　系指难溶性固体药物以微粒状态分散于分散介质中制成的非均相液体制剂。混悬剂的制备有分散法和凝聚法，为提高混悬剂的物理稳定性而加入的附加剂称为稳定剂，主要包括润湿剂、助悬剂、絮凝剂、反絮凝剂等。

4. **乳化**　在两种不相混溶的液体体系中，由于第三种物质的加入，使其中一种液体以小液滴的形式均匀分散在另一种液体中的过程称为乳化，具有乳化作用的第三种物质称为乳化剂。两种互不相溶的液体经乳化制成的非均相液体制剂称为乳状液型液体制剂，简称乳剂。乳剂的制备方法包括干胶法、湿胶法、新生皂法及两相交替加入法，大量生产可用机械法制备。

5. **乳化剂**　是乳剂的重要组成部分，对于乳剂的形成、稳定以及药物疗效的发挥具有重要作用。乳化剂的作用主要在于降低界面张力，增加新生界面而有利于形成乳滴，降低制备乳剂的能量消耗，促使乳剂形成与稳定。根据乳化剂的种类、性质与相体积比不同可分为两种基本类型：①油为分散相，分散在水中，称为水包油（O/W）型乳剂；②水为分散相，分散在油中，称为油包水（W/O）型乳剂。

【实验材料】

1. **仪器**　烧杯、玻璃漏斗、量筒、玻璃棒、乳钵、分析天平。
2. **试药**　薄荷油、滑石粉、大黄（细粉）、沉降硫、液化酚、甘油、羧甲基纤维素钠（CMC–Na）、吐温 80、液体石蜡、西黄芪胶、阿拉伯胶、尼泊金乙酯醇溶液（20%）、蒸馏水。

【实验内容】

薄荷水

1. **处方**　薄荷油 0.2 ml　滑石粉 1.5 g　蒸馏水加至 100 ml

2. 制法 称取滑石粉 1.5 g 置于干燥研钵中,量取薄荷油加入,充分研匀;另量取约 90 ml 蒸馏水,分次加入研钵中研磨均匀,然后将此混合液移入 100 ml 有塞玻璃瓶中,并用少量蒸馏水将研钵中滑石粉洗入瓶中,加塞剧烈振摇 10 分钟。用预先湿润过的滤纸过滤。反复滤到澄清为止,再从滤器上添加蒸馏水至全量,即得。

3. 质量检查 应对薄荷水进行外观检查,应澄清透明,无不溶性颗粒。

4. 功能与主治 芳香矫味与驱风。用于胃肠涨气。

5. 用法与用量 口服,一次 10～15 ml,一日 3 次。

颠倒散洗剂

1. 处方 大黄(细粉)3.75 g 沉降硫 3.75 g 液化酚 0.5 ml 甘油 5.0 ml

羧甲基纤维素钠(CMC-Na)0.25 g 吐温-80 2.5 g 蒸馏水加至 50 ml

2. 制法 将大黄粉、沉降硫置乳钵中,加入液化酚、甘油、CMC-Na、吐温-80 研匀后,再加液研磨,加水至全量,即得。

3. 质量检查 应对颠倒散洗剂进行外观检查,为棕黄色稠厚液体。

4. 功能与主治 软化表皮,杀寄生虫。用于疥疮、体癣、痤疮和脂溢性皮炎。

5. 用法与用量 外用,用时摇匀,擦患处,一日数次。

液体石蜡乳

1. 处方 液体石蜡 9.4 g 西黄芪胶 0.37 g 阿拉伯胶 0.37 g 尼泊金乙酯醇溶液(20%)0.1 ml

蒸馏水加至 30 ml

2. 制法 将西黄芪胶、阿拉伯胶置干燥乳钵中,加入液体石蜡研匀,一次加入蒸馏水 6 ml 迅速同方向研磨至产生劈裂声,至稠厚状,示形成初乳,再慢慢加水随加随研磨,至足量,最后滴加尼泊金乙酯乙醇溶液混匀,即得。

3. 质量检查 应对液体石蜡乳进行外观检查,为白色或黄白色乳状液体。

4. 功能与主治 可用作轻泻药。用于治疗便秘,特别适用于高血压、动脉瘤及手术后便秘的患者。

5. 用法与用量 按需口服或灌肠使用。

【注意事项】

1. 薄荷水为薄荷油的饱和水溶液,处方用量为溶解量的 4 倍,配制时不能完全溶解。滑石粉可增加挥发油或挥发性物质的分散度,以加速其溶解,并可吸附剩余的挥发油或挥发性物质及杂质,以利于溶液的澄明。滑石粉起到分散剂、吸附剂和助滤剂作用。但所用的滑石粉不宜过细,以免滤液浑浊。

2. 颠倒散洗剂中硫黄为强疏水性药物,不易被水润湿,难以制成混悬剂,此时必须加入润湿剂,使药物能被水润湿。

3. 制备混悬剂时往往需要加入助悬剂,其作用是增加混悬剂中分散介质的黏度、降低药物微粒的沉降速度,或吸附于药物微粒表面形成机械性或电性的保护膜,防止微粒间互相聚集或结晶转型,或使混悬剂具有触变性,从而增加混悬剂的稳定性。

4. 阿拉伯胶为有效的 O/W 型乳化剂,含阿拉伯胶的乳剂在 pH 4～10 较稳定,一般用量为 10%～15%。西黄蓍胶可形成 O/W 型乳剂,其水溶液的黏度较高,乳化能力较差,通常与阿拉伯胶合用以增加乳剂的黏度。

5. 液体石蜡乳系 O/W 型乳剂,在制备乳剂时,添加的水量不足或加水过慢时,易形成黏性较大的 W/O 型初乳,且难以转变成 O/W 型乳剂,形成后亦易破裂;初乳如果添加水量过多,因外相水液浓度较低，不能将油较好地分散成油滴，制成的乳剂也不稳定和易于破裂。故操作上应遵守用干胶法制备初乳的要求，所需用水需一次加入。

【思考题】

1. 滑石粉在制备薄荷水中起何作用？薄荷水还可用哪些方法制备？
2. 颠倒散洗剂中各组成物质起何作用？硫黄为何选择沉降硫？
3. 制备液体石蜡乳用的是什么方法？制备中应注意哪些问题？

（冯年平）

实验四　中药注射剂的制备

【实验目的】

1. 掌握　制备中药注射剂常用的提取与精制的方法（水蒸气蒸馏法、双提法、水醇法、醇水法等）和制备工艺流程及其操作要点。

2. 熟悉　中药注射剂的质量检查。

【实验概述】

1. 中药注射剂　系指饮片经提取、纯化后制成的供注入体内的溶液、乳状液及临用前配制成溶液的粉末或浓溶液的无菌剂型。常用的提取精制方法有水醇法、醇水法、蒸馏法、双提法、透析法、超滤法、酸碱沉淀法、离子交换法等。制备时应根据有效成分的特性，选择适宜的方法和溶剂，应尽可能地除去杂质和保留有效成分，以保证注射剂的质量。

2. 水醇法　是中药注射液提取精制常用的方法之一，根据有效成分既溶于水又溶于乙醇的性质，采用水提取，乙醇沉淀，以达到除去杂质、保留有效成分的目的。

3. 中药注射剂容易出现的主要问题　为澄明度问题，即在灭菌后或贮藏过程中产生浑浊或沉淀，其主要原因是杂质未除尽、pH 不适当等。其解决方法一般采用明胶沉淀法、醇溶液调 pH 法和聚酰胺吸附法进一步除去杂质，调节药液至适宜 pH，热处理与冷藏，合理使用增溶剂等。

4. 滤过时使用助滤剂　中药注射液中含有树脂、黏液质等胶态杂质，用一般滤过方法不易得到澄明溶液，且滤速极慢，故应在滤过时加入助滤剂，常用的助滤剂有针用活性炭、滑石粉、纸浆等。

5. 生产注射剂的厂房、设施　必须符合 GMP 的规定。灌封等关键工序、场所应采用层流洁净空气技术，使洁净室或洁净工作台的洁净度达到 A 级或局部 A 级。

6. 配制注射剂的原辅料　必须符合《中国药典》或卫生部门药品标准中的关规定；溶剂、容器用具等质量经检查均应符合各有关规定。配液的方法有稀配法和浓配法。

7. 滤过方法　有加压滤过、减压滤过和高位静压滤过等。滤过是保证注射液澄明度的重要操作，一般分为初滤和精滤，常用滤器的种类较多，如滤纸、滤棒、垂熔玻璃滤器、微孔滤膜等。

8. 滤清的药液　应立即灌封，灌封方法有机械法和手工法。灌注时要求剂量准确，药液不能黏附在安瓿颈壁上，以免熔封时产生焦头。易氧化药物，在灌装过程中可通惰性气体。且应按《中国药典》（2020 年版）规定增加附加量，以保证注射剂用量不少于标示量。

9. 注射液灌封后应立即灭菌　灭菌方法应根据所含药物性质及其制剂的稳定性来选择，既要保证灭菌效果，又不能影响主药的有效成分。一般小容量的中药注射剂多采用100℃湿热灭菌30分钟，10～20 ml 的安瓿灭菌时间可酌情延长15分钟，对热稳定的产品，可采用热压灭菌法。

10. 中药注射剂的质量要求　除应具有制剂的一般要求外，注射剂的成品要求无菌、无热原、澄明度和剂量合格，安全性和稳定性符合要求，渗透压和 pH 符合规定。

11. 安瓿的处理 ①洗涤与干燥：手工洗涤，将蒸馏水灌入安瓿内，经 100℃加热 30 分钟，趁热甩水，再用滤清的蒸馏水、注射用水灌满安瓿，甩水，如此反复 3 次，以除去安瓿表面微量游离碱、金属离子、灰尘等杂质。洗净合格的安瓿倒置或平放在铝盒中，置烘箱内 100℃以上干燥，用于无菌操作的安瓿需 200℃以上干燥，且干热灭菌 45 分钟。②大量生产可用灌水机、甩水机、超声波洗涤机洗涤安瓿，其中超声波洗涤机效果最好，干燥时多以隧道式烘箱或远红外线加热技术干燥。

【实验材料】

1. 仪器 不锈钢锅、烧杯、电磁炉、水浴锅、蒸发皿、三角烧瓶、安瓿、酒精灯、减压抽滤装置、垂熔玻璃滤器、灌注器、熔封装置、普通天平、澄明度检查装置、热压菌器、印字装置、pH 试纸、滤纸等。

2. 试药 丹参、注射用水、乙醇、10%氢氧化钠溶液。

【实验内容】

丹参注射液

1. 处方 丹参 1500 g　注射用水适量　制成 1000 ml

2. 制法 取丹参 1500 g，加水煎服 3 次，第一次 2 小时，第二、三次 1.5 小时，合并煎液，滤过，滤液减压浓缩至 750 ml。加乙醇沉淀 2 次，第一次使含醇量为 75%，第二次使含醇量为 85%，每次均冷藏放置后滤过，滤液回收乙醇，并浓缩至约 250 ml，加注射用水至 400 ml，混匀，冷藏放置，滤过，用10%氢氧化钠溶液调节 pH 至 6.8，加活性炭煮沸，滤过，加注射用水至 1000 ml，灌封，灭菌，即得。

丹参注射液制备的实验流程如图 4 - 2 所示。

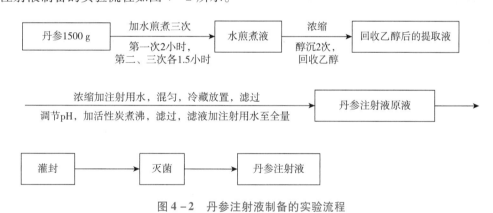

图 4 - 2　丹参注射液制备的实验流程

3. 质量检查 应对片剂进行常规质量检查，确保其质量合格。

（1）pH 应为 5.0 ~ 7.0［《中国药典》（2020 年版）］。

（2）热原 按照热原检查法［《中国药典》（2020 年版）］检查，剂量按家兔体重每 1 kg 注射 1.5 ml，应符合规定。

（3）溶血与凝聚试验

1）2%红细胞混悬液的配制 取家兔心脏血，置于有玻璃珠的容器内，振摇数分钟，除去纤维蛋白原，使成脱纤血，加生理盐水，摇匀，离心，倾去上清液，沉淀的红细胞用生理盐水洗涤 3 ~ 4 次，至离心后上清液不显红色为止。然后，按所得红细胞体积，用生理盐水稀释成 2%混悬液（当天使用，用时摇匀）。

2）试验方法 取试管 5 支，1 ~ 3 号管中各加本品 0.3 ml、生理盐水 2.2 ml，4 号管加生理盐水 2.5 ml（阴性对照），5 号管加蒸馏水 2.5 ml（阴性对照），然后分别加 2%红细胞混悬液 2.5 ml，摇匀，迅速置恒温箱内，保持 $36.5 \pm 0.5 ℃$ 的温度，在 3 小时内不得有溶血现象和凝血现象。若有凝聚，可取其中加有供试品的一支试管振摇，凝聚物应能均匀分散。

（4）其他 应符合注射剂项下有关的各项规定［《中国药典》（2020 年版）］。

4. 功能与主治 活血化瘀，通脉养心。用于冠心病胸闷，心绞痛。

5. 用法与用量 肌内注射，一次 2～4 ml，一日 1～2 次；静脉注射，一次 4 ml（用 50% 葡萄糖注射液 20 ml 稀释后使用），一日 1～2 次；静脉滴注，一次 10～20 ml（用 5% 葡萄糖注射液 100～500 ml 稀释后使用），一日 1 次。或遵医嘱。

6. 规格 每支装（1）2 ml；（2）10 ml。

附：

1. 丹参注射液的鉴别

（1）取本品 0.5 ml，加水至 500 ml，摇匀，照分光光度法测定，在（281 ± 3）nm 波长处有最大吸收。

（2）取本品 2 滴，加水 2 滴，摇匀，加三氯化铁试液 1 滴，显污绿色。

（3）取本品 4 ml，置蒸发皿中，蒸干，加无水乙醇 1 ml 使溶解，作为供试品溶液。另取原儿茶醛对照品，加无水乙醇制成每 1 ml 含 1 mg 的溶液，作为对照品溶液。照薄层色谱法试验，吸取上述两种溶液各 2～5 μl，分别点于同一硅胶 G 薄层板上，以苯 – 乙酸乙酯 – 甲酸（8：5：0.8）为展开剂，展开，取出，晾干，喷以 2% 三氯化铁 –1% 铁氰化钾溶液（1：1）。供试品色谱中，在与对照品色谱相应的位置上，显相同颜色的斑点。

2. 丹参注射液的含量测定 照高效液相色谱法测定。

（1）色谱条件与系统适用性试验 用十八烷基硅烷键合硅胶为填充剂；甲醇 – 0.2 mol/L 醋酸铵（用硫酸调节 pH 至 2.2）（12：88）为流动相；检测波长为 280 nm。理论板数按原儿茶醛峰计算应不低于 3000。

（2）对照品溶液的制备 精密称取原儿茶醛对照品适量，置量瓶中，加 5% 甲醇制成每 1 ml 含 0.02 mg 的溶液，即得。

（3）供试品溶液的制备 取装量差异项下的本品，精密量取 2 ml，置 25 ml 量瓶中，用水稀释至刻度，摇匀，即得。

（4）测定法 分别精密吸取对照品溶液与供试品溶液各 10 μl，注入液相色谱仪，测定，即得。本品每 1 ml 含原儿茶醛（$C_7H_6O_3$）不得少于 0.2 mg。

注：本处方来源于国家药品标准，标准编号：WS$_3$ – B – 3766 – 98。

【注意事项】

1. 采用"水醇法"制备，即分别加水煎煮提取，适当浓缩后用适宜浓度乙醇沉淀，将上清液制备成原料。中药中大部分成分既溶于水又溶于醇，利用相关成分在水中或乙醇中具有不同溶解度的特性，先以水为溶剂提取中药中有效成分，然后再用不同浓度的乙醇除去杂质，纯化制成注射用原液。水醇法较普遍地用于中药注射用原液的制备。在水煎液中加入一定量的乙醇，调整至适当的浓度，即可部分或绝大部分除去水溶性杂质。一般含醇量达 50%～60% 时，可沉淀除去淀粉、无机盐等；含醇量达 75% 时，可除去蛋白质和多糖。但有些杂质成分如鞣质、水溶性色素、树脂等，用此法不易完全除去。

2. 制备过程中，用活性炭吸附杂质和脱色，所用活性炭应选用针用规格，为保证吸附完全，也可用水浴适当加热。

3. 注射液的滤过一般分两步完成，即先粗滤再精滤。粗滤常用的滤材有滤纸、长纤维脱脂棉、绸布、纸浆、滤板等，常用的滤器有布氏漏斗、板框压滤机等。精滤常用的滤器有垂熔玻璃滤器，其中 G_3 用于常压过滤，G_4 用于加压或减压过滤，G_6 用于滤过除菌；微孔滤膜滤器，常用 0.8 μm、0.45 μm

的微孔滤膜。0.22 μm 以下的微孔滤膜也可用于滤过除菌。

4. 灌封是将滤净的药液，定量地灌装到安瓿中并加以闭封的过程。包括灌注药液和封口两步，是注射剂生产中保证无菌的最关键操作。注射液滤过后，经检验合格应立即灌装和封口，以避免污染。药液的灌装力求做到剂量准确，药液不沾瓶口，不受污染。灌装标示装量不大于 50 ml 的注射剂时，应按《中国药典》（2020 年版）规定适当增加装量，如标示装量为 2 ml 的注射液，灌装易流动液体时应增加装量 0.15 ml、灌装黏稠液体时应增加装量 0.25 ml。除另有规定外，多剂量包装的注射液，每一容器的装量不得超过 10 次注射量，增加装量应能保证每次注射量。

5. 安瓿的熔封应严密，无缝隙，不漏气，顶端圆整光滑，无尖锐易断的尖头及易破碎的球状小泡。现封口的方法一般均采用拉封技术，通过自动安瓿拉丝灌封机实现。灌装与封口过程中，因操作方法或生产设备的原因，常可能出现以下问题：①灌装剂量不准确，可能是剂量调节装置的螺丝松动；②安瓿封口不严密出现毛细孔，通常是熔封火焰的强度不够；③安瓿出现大头（鼓泡）或瘪头现象，前者多是火焰太强，后者则是受热不均匀；④安瓿产生焦头，往往是药液灌装时沾染瓶颈所致，其原因可能是药液灌装太急，溅起的药液黏附在瓶颈壁上；灌装针头往安瓿中注药后未能及时回药，顶端还带有药液水珠，黏于瓶颈；灌装针头安装位置不正，尤其是安瓿瓶口粗细不匀，注药时药液沾壁；压药与针头打药的动作配合不好，造成针头刚进瓶口就注药或针头临出瓶口才注完药液；针头升降轴不够润滑，针头起落迟缓等。上述问题的存在，均会影响注射剂的质量，应根据具体情况，分析原因，改进操作方法或调整设备运行状态，从根本上解决问题。

【思考题】

1. 影响注射剂澄明度的因素有哪些？

2. "水醇法"制备中药注射剂的原理是什么？除"水醇法"外，常用的制备中药注射剂的方法还有哪些？各法适用于什么范围？

3. 试分析本次实验产生废品的原因及解决的办法。

4. 活性炭在中药注射剂生产中有哪些作用？应如何应用？

（谢谭芳）

实验五　软膏剂与乳膏剂的制备

【实验目的】

1. **掌握**　软膏剂与乳膏剂的一般制备方法及操作要点。

2. **熟悉**　软膏剂与乳膏剂的质量要求与质量检查方法。

【实验概述】

1. **软膏剂与乳膏剂**　软膏剂系指原料药物与油脂性或水溶性基质均匀混合制成的半固体外用剂型。因原料药物在基质中分散状态不同，分为溶液型软膏剂和混悬型软膏剂。乳膏剂系指原料药物溶解或分散于乳状液型基质中形成的半固体外用剂型。常用基质类型可分为水包油（O/W）型和油包水（W/O）型两类。软膏剂和乳膏剂主要起润滑、保护和局部治疗作用，多用于慢性皮肤病，禁用于急性皮肤损害部位。

2. **软膏剂的基质**　软膏剂的油脂性基质包括动植物油脂、类脂及烃类等，包括油脂类如麻油；类脂类如羊毛脂、蜂蜡与鲸蜡；烃类如凡士林、石蜡与液状石蜡。软膏剂的水溶性基质由天然或合成的高分子水溶性物质组成。溶解后形成凝胶，则属凝胶剂，如羧甲基纤维素钠（CMC-Na）。目前常见的水溶性基质主要是聚乙二醇（PEG）类高分子聚合物，以其不同分子量配合而成。

3. 乳膏剂基质常用的乳化剂及稳定剂 ①阴离子表面活性剂，包括一价皂、高级脂肪醇硫酸酯类、多价皂；②非离子表面活性剂，如聚山梨酯类、聚氧乙烯醚的衍生物类、脂肪酸山梨坦类；③高级脂肪醇类及其他弱 W/O 乳化剂，如十六醇及十八醇、硬脂酸甘油酯、蜂蜡、羊毛脂、胆甾醇等。

4. 软膏剂的制备方法

（1）研和法　将药物细粉用少量基质研匀或用适宜液体研磨成细糊状，再递加其余基质研匀的制备方法。适用于软膏基质较软，在常温下通过研磨即可与药物均匀混合；或不宜加热、不溶性及少量的药物的制备。

（2）熔合法　指将基质加热熔化，再将药物分次加入，边加边搅拌直至冷凝的方法。适用于软膏处方中基质熔点不同，常温下不能混合均匀者，先加温熔化高熔点基质，再加入其他低熔点成分，然后加入药物，搅拌均匀冷却即可。

5. 乳膏剂的制备方法（乳化法）　将处方中的油溶性组分一起加热至80℃左右，另将水溶性组分溶于水中，加热至80℃左右，两相混合，搅拌至乳化完全并冷凝。乳化法中油、水两相有三种混合方法：①两相同时混合，适用于连续的或大批量的操作，需要一定的设备，如输送泵、连续混合装置等；②分散相加到连续相中，适用于含小体积分散相的乳剂系统；③连续相加到分散相中，适用于多数乳剂系统，在混合过程中引起乳剂转型，能产生更为细小的分散相粒子，使乳膏更为均匀细腻。

6. 药物加入的方法

（1）不溶性药物或直接加入的饮片可预先制成细粉、最细粉、极细粉或超微粉。制备时取药粉先与少量基质或液体成分如液状石蜡、甘油、植物油等研成糊状，再不断递加其余基质；或将药物细粉在不断搅拌下加到熔融的基质中，继续搅拌至冷凝。

（2）可溶于基质的药物应溶解于基质或基质组分中。饮片可以先用适宜方法提取，滤过后将油提取液与油相基质混合，水溶性药物一般先用少量水溶解，以羊毛脂吸收，再与油脂性基质混匀；或直接溶解于水相，再与水溶性基质混合。

（3）中药煎剂、浸膏等可先浓缩至稠膏状，再与基质混合。固体浸膏可加少量溶剂如水、稀醇等使之软化或研成糊状，再与基质混匀。

（4）共熔组分应先共熔再与基质混合，如樟脑、薄荷脑、麝香草酚等并存时，可先研磨至共熔后，再与冷却至40℃左右的基质混匀。

（5）挥发性、易升华的药物，或遇热易结块的树脂类药物应使基质降温至40℃左右，再与药物混合均匀。

【实验材料】

1. 仪器　电子秤、研钵、烧杯、水浴锅、玻璃棒。

2. 试药　丹皮酚、凡士林、单硬脂酸甘油酯、硬脂酸、羊毛脂、液状石蜡、甘油、月桂醇硫酸钠、三乙醇胺、尼泊金乙酯、石蜡、司盘-80、OP乳化剂、羧甲基纤维素钠、苯甲酸钠。

【实验内容】

丹皮酚软膏（油脂性基质）

1. 处方　丹皮酚　0.25 g　凡士林　5 g

2. 制法　用水浴将凡士林熔化，待温度降至60℃左右，加入研细的丹皮酚，边加边搅拌（或研磨）至凝。

丹皮酚软膏（油脂性基质）制备的实验流程如图4-3所示。

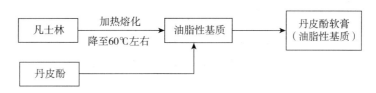

图 4-3　丹皮酚软膏（油脂性基质）制备的实验流程

丹皮酚软膏（水溶性基质）

1. 处方　丹皮酚 1 g　甘油 20 g　羧甲基纤维素钠 1.2 g　苯甲酸钠 0.02 g　蒸馏水 16.8 g

2. 制法　先将 CMC-Na 与甘油在乳钵中研匀，然后边研边将溶有苯甲酸钠的蒸馏水缓缓加入，研匀后加入丹皮酚细粉，研和均匀即得。

丹皮酚软膏（水溶性基质）制备的实验流程如图 4-4 所示。

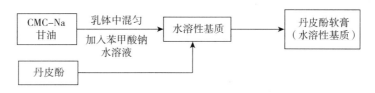

图 4-4　丹皮酚软膏（水溶性基质）制备的实验流程

丹皮酚乳膏（O/W 型基质）

1. 处方　丹皮酚 1 g　单硬脂酸甘油脂 4 g　硬脂酸 1 g　羊毛脂 1 g　液状石蜡 2 g　甘油 1 g
月桂醇硫酸钠 0.1 g　三乙醇胺 0.3 g　尼泊金乙酯 0.01 g　蒸馏水 10 g

2. 制法

（1）将月桂醇硫酸钠溶于蒸馏水中，加入三乙醇胺与甘油加热至 70~80℃。

（2）取单硬脂酸甘油脂、硬脂酸，羊毛脂及液状石蜡置水浴加热熔化，并加入尼泊金乙酯使熔，温度 70~80℃时，在不断搅拌下将此液缓缓加入上项水溶液中，搅拌至呈白色细腻膏状。

（3）将丹皮酚研细，加入上述基质中研匀，即得。

丹皮酚乳膏（O/W 型基质）制备的实验流程如图 4-5 所示。

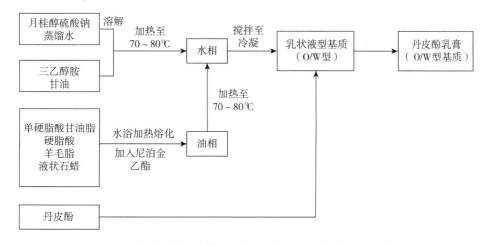

图 4-5　丹皮酚乳膏（O/W 型基质）制备的实验流程

丹皮酚乳膏（W/O 型基质）

1. 处方　丹皮酚 1 g　甘油 3 g　蒸馏水 4 ml　单硬脂酸甘油酯 2.5 g　石蜡 1 g　液状石蜡 9 g

　　　　司盘 – 80　0.1 g　尼泊金乙酯 0.01 g　OP 乳化剂 0.1 g

2. 制法

（1）将甘油、蒸馏水置适当容器内，加热至 70 ~ 80℃。

（2）将单硬脂酸甘油酯、石蜡、液状石蜡、OP 乳化剂和司盘 – 80 等的混合物加热至 70 ~ 80℃使熔化，加入尼泊金乙酯使熔。

（3）将水相缓缓加入油相中，不断搅拌至冷凝。

（4）将丹皮酚研细，分次加入上述基质研匀即得。

丹皮酚乳膏（W/O 型基质）制备的实验流程如图 4 – 6 所示。

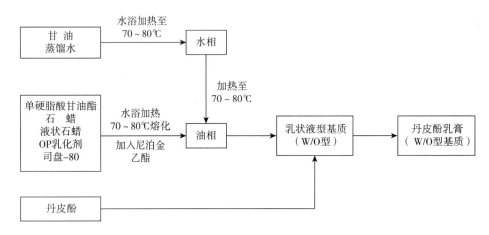

图 4 – 6　丹皮酚乳膏（W/O 型基质）制备的实验流程

质量检查　应对软膏剂与乳膏剂进行常规质量检查，确保其质量合格。

外观：软膏剂应均匀、细腻，具有适当的黏稠性，易涂布于皮肤或黏膜上，应无刺激性。应无酸败、异臭、变色、变硬等变质现象。乳膏剂不得有油水分离及胀气现象。

其他项目按照《中国药典》（2020 年版）进行质量检查。

丹皮酚软膏与乳膏的对比　对比实验中四个处方的丹皮酚软膏与乳膏的油腻程度，按油腻程度由强至弱进行排序。从基质组成的角度分析四个处方丹皮酚软膏与乳膏油腻程度排序的原因。

【注意事项】

1. 制备乳膏时，油相各基质材料应置于干燥烧杯内熔化混合。

2. 制备乳膏时，油相和水相应在同温度下混合，同方向搅拌。

3. 丹皮酚应研细后加入至软膏或乳膏基质中。

【思考题】

1. 对本实验的各处方进行处方分析。

2. 分析软膏剂与乳膏剂的不同类型基质对药物经皮吸收的影响。

（王晓颖）

实验六 散剂的制备

【实验目的】

1. 掌握 一般散剂、含毒性药物散剂、含低共熔混合物散剂的制备方法及其操作要点。

2. 熟悉 等量递增混合法与散剂的常规质量检查方法。

【实验概述】

1. 散剂 系指饮片或提取物经粉碎、均匀混合制成的粉末状剂型。按给药途径，散剂可分为口服散剂与外用散剂；按药物性质，散剂可分为一般散剂、含毒性药物散剂、含液体药物散剂、含低共熔混合物散剂等。

2. 分量、质检、包装等工序 药物粉末粒度的要求，一般口服散剂为细粉，儿科用及局部用散剂为最细粉，眼用散剂为极细粉。

3. 混合 是散剂制备的关键操作，主要混合方法有研磨混合、搅拌混合与过筛混合。若药物比例相差悬殊，应采用等量递增法混合；若各组分的密度相差悬殊，应将密度小的组分先加入研磨器内，再加入密度大的组分进行混合；若组分的色泽相差悬殊，一般先将色深的组分放入研磨器中，再加入色浅的组分进行混合。

4. 稀释散 小剂量毒剧药物散剂，常添加一定比例的赋形剂制成稀释散，亦称倍散。处方中若含少量低共熔成分，一般先使之产生共熔，再用其他成分吸收混合制成散剂。

一、益元散

【实验材料】

1. 仪器 天平、研钵、手摇筛。

2. 试药 滑石、甘草、朱砂。

【实验内容】

1. 处方 滑石 30 g 甘草 5 g 朱砂 1.5 g

2. 制法 以上三味，滑石、甘草粉碎成细粉；朱砂水飞成极细粉。与上述粉末配研，过筛，混匀。按每包 3 g 分装，即得。

益元散制备的实验流程如图 4-7 所示。

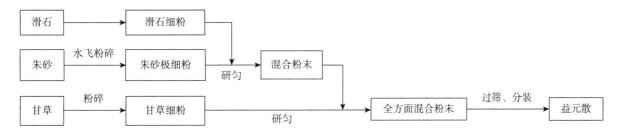

图 4-7 益元散制备的实验流程

3. 质量检查 应对散剂进行常规质量检查，确保其质量合格。

（1）性状 本品为浅粉红色粉末，手捻有润滑感，味甜。

（2）粒度 按照《中国药典》（2020 年版）散剂项下方法依法检查，应为细粉。

（3）水分　按照《中国药典》（2020 年版）水分测定法（通则 0832）测定，不得过 9.0%。

（4）装量差异　按照《中国药典》（2020 年版）散剂项下方法依法检查，每袋（瓶）装量与标示装量相比较，超出装量差异限度（±7%）的不得多于 2 袋（瓶），并不得有 1 袋（瓶）超出限度 1 倍。

（5）微生物限度　照非无菌产品微生物限度检查：微生物计数法（通则 1105）和控制菌检查法（通则 1106）及非无菌药品微生物限度标准（通则 1107）检查，应符合规定。

4. 功能与主治　消暑利湿。用于感受暑湿、身热心烦、口渴喜饮、小便赤短等症。

5. 用法与用量　调服或煎服，一次 6 g，一日 1~2 次。

【注意事项】

加入朱砂前研钵应预先用少量滑石粉研磨以饱和其表面能。朱砂极细粉应先与滑石粉混匀，以免朱砂极细粉被甘草粉末吸附而"咬色"。朱砂与滑石粉宜采用打底套色法混合。方中各药混合时均应遵循等量递增原则混合。

二、痱子粉

【实验材料】

1. 仪器　天平、研钵、手摇筛。

2. 试药　麝香草酚、薄荷油、薄荷脑、樟脑、水杨酸、氧化锌、升华硫、淀粉、硼酸、滑石粉。

【实验内容】

1. 处方　麝香草酚 0.6 g　薄荷油 0.6 ml　薄荷脑 0.6 g　樟脑 0.6 g　水杨酸 1.4 g　氧化锌 6 g

升华硫 4 g　淀粉 10 g　硼酸 8.6 g　滑石粉加至 100 g

2. 制法　取麝香草酚、薄荷脑、樟脑研磨形成低共熔混合物，与薄荷油混匀。另将水杨酸、氧化锌、升华硫、硼酸、淀粉研细混合，用混合细粉吸收低共熔混合物，最后按等量递增法加入滑石粉研匀，使成 100 g，过七号筛，即得。

痱子粉制备的实验流程如图 4-8 所示。

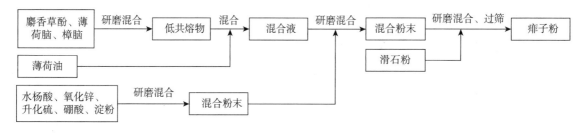

图 4-8　痱子粉制备的实验流程

3. 质量检查　应对散剂进行常规质量检查，确保其质量合格。

（1）性状　本品为白色粉末，手捻有润滑感。

（2）粒度　按照《中国药典》（2020 年版）散剂项下方法依法检查，应为最细粉。

（3）水分　按照《中国药典》（2020 年版）水分测定法（通则 0832）测定，不得过 9.0%。

（4）装量　按照《中国药典》（2020 年版）最低装量检查法（通则 0942）检查，应符合规定。

（5）微生物限度　照非无菌产品微生物限度检查：微生物计数法（通则 1105）和控制菌检查法（通则 1106）及非无菌药品微生物限度标准（通则 1107）检查，应符合规定。

4. 功能与主治　散风祛湿，清凉止痒。用于汗疹、痱毒，湿疮痛痒。

5. 用法与用量　外用，撒布患处。一日 1~2 次。

【注意事项】

1. 痱子粉属于含低共熔混合物的散剂，处方中麝香草酚、薄荷脑、樟脑可形成低共熔混合物。制备时先将低共熔成分混合使其共熔，与薄荷油混匀后，再用其余混合粉末吸收低共熔物。制备过程中需采用等量递增法（配研法），以利于药物细粉混合均匀。

2. 为保证微生物限度符合规定，制备时应先将滑石粉、氧化锌于150℃干热灭菌1小时，淀粉105℃烘干备用。

三、硫酸阿托品散

【实验材料】

1. 仪器 天平、研钵、手摇筛。

2. 试药 硫酸阿托品、乳糖、胭脂红。

【实验内容】

1. 处方 硫酸阿托品0.25 g 乳糖24.5 g 胭脂红乳糖0.25 g

2. 制法 取乳糖适量，置研钵中研磨，使研钵饱和后倾出，将硫酸阿托品与胭脂红乳糖置研钵中研匀，再以等量递增法逐渐加入乳糖，研匀，待色泽一致后，分装，每包0.1 g。硫酸阿托品散制备的实验流程如图4-9所示。

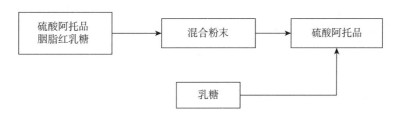

图4-9 硫酸阿托品散制备的实验流程

3. 质量检查 应对散剂进行常规质量检查，确保其质量合格。

（1）性状 本品为淡红色粉末。

（2）粒度 按照《中国药典》（2020年版）散剂项下方法依法检查，应为细粉。

（3）干燥失重 按照《中国药典》（2020年版）干燥失重测定法（通则0831）测定，减失重量不得过2.0%。

（4）装量差异 按照《中国药典》（2020年版）散剂项下方法依法检查，每袋（瓶）装量与标示装量相比较，超出装量差异限度（±15%）的不得多于2袋（瓶），并不得有1袋（瓶）超出限度1倍。

（5）微生物限度 照非无菌产品微生物限度检查：微生物计数法（通则1105）和控制菌检查法（通则1106）及非无菌药品微生物限度标准（通则1107）检查，应符合规定。

4. 功能与主治 本品为抗胆碱药，常用于胃肠痉挛疼痛等。

5. 用法与用量 口服，疼痛时一次1包。

【注意事项】

胭脂红为着色剂，着色后便于观察散剂的均匀性和不同稀释度散剂间及其与原药的区别。胭脂红乳糖的制法为：取胭脂红0.1 g，置研钵中加入90%乙醇1~2 ml，研磨使溶解，再按等量递增法加入乳糖9.9 g，研匀，50~60℃干燥，过筛即得。

四、冰硼散

【实验材料】

1. 仪器 天平、研钵、手摇筛。

2. 试药 冰片、硼砂（煅）、朱砂、玄明粉。

【实验内容】

1. 处方 冰片 45 g　硼砂（煅）450.5 g　朱砂 54 g　玄明粉 450.5 g

2. 制法 朱砂水飞成极细粉，硼砂粉碎成细粉，将冰片研细，与上述粉末及玄明粉配研，过筛，混匀，即得。

冰硼散制备的实验流程如图 4 - 10 所示。

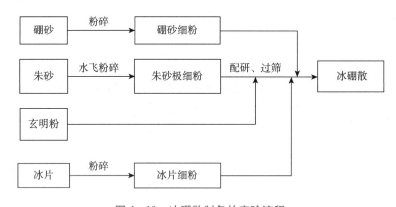

图 4 - 10　冰硼散制备的实验流程

3. 质量检查 应对散剂进行常规质量检查，确保其质量合格。

（1）性状　本品为粉红色的粉末，气芳香，味辛凉。

（2）粒度　按照《中国药典》（2020 年版）散剂项下方法依法检查，应为最细粉。

（3）水分　按照《中国药典》（2020 年版）水分测定法（通则 0832）测定，不得过 9.0%。

（4）装量　按照《中国药典》（2020 年版）最低装量检查法（通则 0942）检查，应符合规定。

（5）微生物限度　照非无菌产品微生物限度检查：微生物计数法（通则 1105）和控制菌检查法（通则 1106）及非无菌药品微生物限度标准（通则 1107）检查，应符合规定。

4. 功能与主治 清热解毒，消肿止痛。用于热毒蕴结所致的咽喉疼痛、牙龈肿痛、口舌生疮。

5. 用法与用量 吹敷患处，每次少量，一日数次。

【注意事项】

处方中朱砂量少、色深，制备中宜采用"打底套色"的混合方法。冰片系挥发性药物，故在最后加入。该散剂应密封贮藏以防冰片挥发损失。

【思考题】

1. 等量递增混合的原则是什么？

2. 低共熔现象的含义是什么？在处方中常见的低共熔成分有哪些？如何制备含低共熔混合物的散剂？

3. 制备倍散时，如何根据用药剂量确定稀释倍数？

（李　玲）

实验七 栓剂的制备

【实验目的】

掌握 热熔法制备栓剂的工艺过程；置换价测定方法及应用。

【实验概述】

1. 栓剂指药物与基质均匀混合后制成的具有一定形状和重量的专供腔道给药的固体制剂。栓剂在常温下应有适宜的硬度和弹性，纳入人体腔道后，在体温下能迅速软化熔融或溶解于分泌液，逐渐释放药物而产生局部或全身作用。目前，常用的栓剂有肛门栓（直肠栓）和阴道栓。肛门栓一般做成鱼雷形或圆锥形，阴道栓有球形、卵形、鸭舌形等形状。

2. 栓剂的基本组成是药物和基质。常用基质可分为油脂性基质与水溶性基质两大类。油脂类基质，如可可豆脂、半合成与全合成脂肪酸甘油酯、氢化植物油等。水溶性基质，如甘油明胶、聚乙二醇类、聚氧乙烯（40）硬脂酸酯类等。某些基质中还可加入表面活性剂使药物易于释放和被机体吸收。

3. 栓剂的制备方法有热熔法、冷压法和搓捏法三种，根据基质和药物的性质选择制法。脂溶性基质栓剂的制备可采用三种方法中的任何一种，而水溶性基质的栓剂多采用热溶法制备。热熔法制备栓剂的工艺流程为：基质熔化→加入药粉混匀→注模→冷却成型→削去溢出部分→脱模→质检→包装。

4. 中药原料应根据药物所含有效成分的性质进行浸提、分离、精制处理，挥发性或遇热易分解的药物活性成分，在药料处理过程中应避免高温；难溶性药物（如中药细粉、某些浸膏粉、矿物药等）或用量极少的贵重药、毒性药，某些含有少量芳香挥发性成分药材，应制成最细粉，通过七号筛，再与基质混合；含挥发油的中药量大时可考虑加入适宜的乳化剂与水溶性基质混合，制成乳剂型栓。

5. 为便于脱模，制备时常需在模孔内涂布润滑剂，油脂性基质的润滑剂，如软皂乙醇液（由软肥皂、甘油各 1 份与 90% 乙醇 5 份混合而成）；水溶性基质的润滑剂，液状石蜡或植物油等油类物质。

6. 制备栓剂时环境应洁净，用具、容器需经适宜方法清洁或灭菌，原料和基质也应按照卫生学要求进行相应处理。

7. 置换价在栓剂生产中对保证投料的准确性有重要意义。置换价 f 系指主药的重量与同体积基质重量的比值。如鞣酸与可可豆脂的置换价为 1.6，即 1.6 g 鞣酸和 1 g 可可豆脂所占容积相等。置换价测定方法如下：制纯基质栓，称其平均重量为 G，另制药物含量为 $X\%$ 的含药栓，得平均重量为 M，每粒平均含药量为 $W = M \times X\%$，则可计算某药物对某基质的置换价 f。

置换价 f 的计算公式为：

$$f = \frac{W}{G - (M - W)} \tag{4-1}$$

式中，G 为纯基质栓每粒平均重，M 为含药栓每粒平均重，$M - W$ 为含药栓中基质的重量，$G - (M - W)$ 为两种栓中基质的重量之差，W 为含药栓中每粒平均含药量，即药物同容积的基质的重量。

值得注意的是，同一种药物针对不同的基质有不同的置换价，所以，药物置换价应指明基质类别。

8. 栓剂的质量评定内容，药典规定必须检查其重量差异、融变时限、外观、硬度。另外，还有一些非法定检查指标，如粒度、均匀度、软化点、生物利用度、体外释放实验等。

【实验材料】

1. 仪器 蒸发皿、研钵、烧杯、量筒、水浴锅、天平、栓模（阴道栓模、肛门栓模）、刀片、融变时限检查仪、分析天平等。

2. 试药 乙酰水杨酸、半合成脂肪酸甘油酯、甘油、甘油明胶、硬脂酸、碳酸钠、液体石蜡、苦参碱、聚氧乙烯（40）单硬脂酸酯、蒸馏水等。

【实验内容】

（一）置换价的测定与计算

以乙酰水杨酸为模型药物，用半合成脂肪酸酯为基质进行置换价测定与计算。

1. 纯基质栓的制备

（1）处方　半合成脂肪酸甘油酯 10 g

（2）制法　称取半合成脂肪酸酯 10 g 置蒸发皿中，100℃水浴加热，待 2/3 基质熔化，停止加热，搅拌，令余热使基质全熔，待基质呈黏稠状态时，灌入已涂有润滑剂（液体石蜡）的肛门栓模中，冷却凝固后削去溢出部分，脱模，称重，每枚纯基质的平均重量为 G（g）。

2. 含药栓的制备

（1）处方　乙酰水杨酸 3 g　半合成脂肪酸甘油酯 6 g　制成肛门栓 5 枚

（2）制法　称取半合成脂肪酸酯 6 g 置蒸发皿中，100℃水浴加热，待 2/3 基质熔化，停止加热，搅拌，令余热使基质全熔；称取过 100 目的乙酰水杨酸细粉 3 g，分次加入熔化的基质中，不断搅拌使药物均匀分散，待此混合物呈黏稠状态时，灌入已涂有润滑剂（液体石蜡）的模型内，冷却凝固后削去溢出部分，脱模，即得，称重，每枚含药栓的平均重量为 M（g），其含药量 $W = M \cdot X\%$，其中，$X\%$ 为含药百分量。

3. 置换价的计算　将上述得到的 G、M、W 代入公式 4 - 1 中，可求得乙酰水杨酸的半合成脂肪酸酯的置换价。

4. 根据置换价计算下一处方所需基质的用量

（1）处方　乙酰水杨酸 12 g　半合成脂肪酸甘油酯适量　制成肛门栓 10 枚

（2）制法　将上述得到的 G、M、W 代入公式，可求得乙酰水杨酸的半合成脂肪酸酯的置换价。称取过 100 目的乙酰水杨酸细粉 12 g 备用。另称取计算量的半合成脂肪酸甘油酯置蒸发皿中，于 100℃水浴上加热熔化。将乙酰水杨酸加入熔融的基质中搅拌均匀，然后趁热注入栓模，接着按上述方法操作，得到栓剂数枚。

【注意事项】

（1）为保证置换价测定的准确性，制备纯基质栓和含药栓应采用同一模具。

（2）半合成脂肪酸酯为油溶性基质，随温度变化，体积升高，注模时应注意混合物的温度，温度太高，冷却后栓剂易发生中空和顶端凹陷，且药物易于沉降，影响含量均匀度。故应待 2/3 基质熔化后，停止加热，令余热使基质全熔；同时在混合物黏稠度较大时注模，且注模以稍有溢出为度。

（二）甘油栓

1. 处方　甘油 16 g　碳酸钠 0.4 g　硬脂酸 1.6 g　蒸馏水 2 g　制成肛门栓 6 枚

2. 制法　取干燥碳酸钠与蒸馏水置蒸发皿内，搅拌溶解，加甘油混合后置 100℃水浴加热，加热时缓缓加入硬脂酸细粉并搅拌，继续在 85 ~ 95℃保温至澄清，注入已涂有润滑剂（液体石蜡）的肛门栓模中，冷却，削去溢出部分，脱模，即得。

甘油栓制备的实验流程如图 4 - 11 所示。

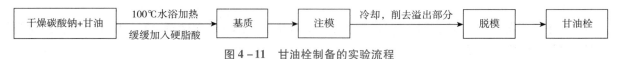

图 4 - 11　甘油栓制备的实验流程

3. 质量检查　应对栓剂进行常规质量检查，确保其质量合格。

（1）外观检查　本品为无色或几近无色的透明或半透明栓剂。

（2）质量差异　按照《中国药典》（2020年版）栓剂项下方法依法检查，超出重量差异限度的不得多于1粒，并不得超出限度1倍。

（3）融变时限　照《中国药典》（2020年版）（通则0922）融变时限检查法检查，水溶性基质的栓剂3粒均应在60分钟内全部溶解。如有1粒不合格，应另取3粒复试，均应符合规定。

4. 功能与主治　本品为缓下药，用于便秘治疗。

5. 用法与用量　直肠给药（塞入肛门内）。成人一次1枚。

6. 规格　每枚重2.0g。

【注意事项】

1. 本品系以硬脂酸与碳酸钠生成钠肥皂（$2C_{17}H_{35}COOH + NaCO_3 \rightarrow 2C_{17}H_{35}COONa + CO_2 \uparrow + H_2O$），由于肥皂的刺激性与甘油较高的渗透压而能增加肠道蠕动，发挥润肠泻下作用。

2. 制备甘油栓时，硬脂酸细粉应少量分次加入，与碳酸钠充分反应，直至泡沫停止、溶液澄明、皂化反应完全，才能停止加热。皂化反应产生的CO_2必须除尽，否则所制得的栓剂内含有气泡。注入栓模时务必除尽气泡，否则影响栓剂外观与剂量。

（三）双黄连栓（小儿消炎栓）

1. 处方　金银花25g　黄芩25g　连翘50g　半合成脂肪酸酯7.8g　制成肛门栓10枚

2. 制法　称取半合成脂肪酸酯7.8g置蒸发皿中，100℃水浴加热，待2/3基质熔化，停止加热，搅拌，令余热使基质全熔；取金银花提取物、黄芩提取物、连翘提取物与加热熔化的半合成脂肪酸酯充分混匀，趁热灌入已涂有润滑剂的栓模中，冷却，削去模口溢出部分，脱模，制成10粒，即得。

双黄连栓制备的实验流程如图4-12所示。

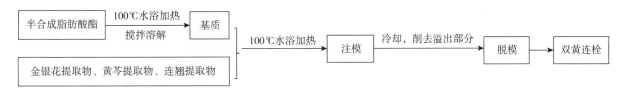

图4-12　双黄连栓制备的实验流程

3. 质量检查　应对栓剂进行常规质量检查，确保其质量合格。

（1）外观检查　本品为淡黄色的透明或半透明栓剂。

（2）质量差异　按照《中国药典》（2020年版）栓剂项下方法依法检查，超出重量差异限度的不得多于1粒，并不得超出限度1倍。

（3）融变时限　照《中国药典》（2020年版）（通则0922）融变时限检查法检查，脂肪性基质的栓剂3粒均应在30分钟内全部融化、软化或触压时无硬心。如有1粒不合格，应另取3粒复试，均应符合规定。

4. 功能与主治　清热解毒，轻宣风热。用于外感风热，发热咳嗽，咽痛；上呼吸道感染、肺炎治疗。

5. 用法与用量　直肠给药。小儿一次1粒，一日2~3次。

6. 规格　每枚重1.0g。

附:

黄芩提取物、金银花及连翘提取物的制备

1. 黄芩提取物的制备 黄芩加水煎煮 3 次,第一次 2 小时,第二、三次各 1 小时,合并煎液,滤过,滤液浓缩至适量,浓缩液在 80℃ 时加 2 mol/L 盐酸溶液,调节 pH 至 1.0~2.0,保温 1 小时后,静置 24 小时,滤过,沉淀物加 6~8 倍量水,用 40% 氢氧化钠调 pH 至 7.0~7.5,加等量乙醇,搅拌使溶解,滤过。滤液用 2 mol/L 盐酸溶液调节 pH 至 2.0,60℃ 保温 30 分钟,静置 12 小时,滤过,沉淀用水洗至 pH 5.0,继用 70% 乙醇洗至 pH 7.0。沉淀物加水适量,用 40% 氢氧化钠溶液调 pH 至 7.0~7.5,搅拌使溶解。

2. 金银花及连翘提取物的制备 银花、连翘加水煎煮 2 次,每次 1.5 小时,合并煎液,滤过,滤液浓缩至相对密度为 1.20~1.25(70~80℃)的清膏,冷至 40℃ 时搅拌下缓慢加入乙醇,使含醇量达 75%,静置 12 小时,滤取上清液,回收乙醇至无醇味。加上述黄芩提取物水溶液,搅匀,并调 pH 至 7.0~7.5,减压浓缩成稠膏,低温干燥,粉碎。

【注意事项】

1. 熔化半合成脂肪酸酯基质时,温度不宜过高,在熔融至 2/3 或 3/4 时,应停止加热,让其自行熔化,使完全熔融后的温度在 60℃ 左右为宜。

2. 基质熔融后加入药物,应立即搅拌使其混合均匀。在注模前应将温度控制在 40~50℃,温度过高会延长冷却时间,药粉容易沉淀,使栓剂药物含量不均匀,影响栓剂质量;温度过高会使基质产生少量凝固,栓剂澄明度不够,也会影响栓剂质量。

【思考题】

1. 热熔法制备栓剂时应注意什么问题?

2. 选用半合成脂肪酸酯基质时,制备过程应注意什么?

3. 测定栓剂的融变时限有何意义?

(王 芳)

实验八 丸剂的制备

【实验目的】

1. 掌握 泛制法制备水丸、塑制法制备蜜丸、滴制法制备滴丸的工艺过程及操作要点。

2. 熟悉 不同类型丸剂药物的处理原则,制备蜜丸时蜂蜜的选择、炼制与选用,滴丸的制备原理,滴丸基质与冷凝液的选用;各类丸剂的质量检查方法。

3. 了解 各类制丸设备的工作原理。

【实验概述】

丸剂系指原料药物与适宜的辅料制成的球形或类球形固体制剂,主要供内服。丸剂根据赋形剂种类分为水丸、蜜丸、水蜜丸、浓缩丸、糊丸、蜡丸,根据制法分为泛制丸、塑制丸和滴制丸。目前临床最常用的有水丸、蜜丸、浓缩丸和滴丸。

1. 水丸

(1)水丸系指饮片细粉以水(或根据制法用黄酒、醋、稀药液、糖液、含 5% 以下炼蜜的水溶液等)为黏合剂制成的丸剂,常采用泛制法制备。泛制法制备水丸的工艺流程:物料准备→药材粉碎→起模→成型→盖面→干燥→选丸→包衣→分装。

（2）药材饮片应进行洗涤、干燥、灭菌。泛丸用药粉一般应为细粉或最细粉，起模、盖面或包衣用粉应为最细粉（选用黏性适中的饮片粉碎制得）。起模是泛制法制备水丸的关键操作，也是水丸成型的基础，模子的形状直接影响着成品的圆整度，模子的粒径和数目影响成型过程中筛选的次数、丸粒规格及药物含量均匀度，起模的方法主要有粉末直接起模和湿颗粒起模。当处方中含有芳香挥发性或特殊气味以及刺激性较大的药材时，宜分别粉碎后泛于丸粒中层。在成型过程中，应注意控制丸粒的粒度和圆整度。

（3）盖面后的丸粒应及时干燥，干燥温度一般控制在80℃以下，含挥发性成分的水丸控制在60℃以下。根据医疗需要，也可对水丸进行包衣处理。

2. 蜜丸

（1）蜜丸指饮片细粉以蜂蜜为黏合剂制成的丸剂，常采用塑制法制备。塑制法制备蜜丸的工艺流程：物料准备→药材粉碎＋蜂蜜炼制→制丸块→制丸条→分粒→搓圆→分装。

（2）制备蜜丸时，应采用适宜方法对饮片进行洗涤、干燥、灭菌、粉碎、混匀，制备得到细粉或最细粉，蜂蜜常要经过炼制后使用，炼制的规格主要有老、中、嫩三种规格，分别适用于不同性质的药物细粉。

（3）蜜丸制备过程中，最关键的操作是制丸块环节，制丸块是将药粉与适量炼蜜充分混匀，制成软硬及黏稠度适宜的丸块，并具有一定的可塑性。丸块的软硬程度及黏稠度会影响丸粒成型和贮藏。优良的丸块应可随意塑形而不开裂、不黏手、不黏附器壁。丸块质量与炼蜜规格、和药时的蜜温、用蜜量有关。蜜丸成型后应及时干燥、包装以保证药丸粒的滋润状态。

3. 滴丸

（1）滴丸指原料药物与适宜的基质加热熔融混匀，滴入不相混溶、互不作用的冷凝介质中制成的球形或类球形制剂，一般采用滴制法制备。滴丸的制备工艺流程：物料准备→基质熔融→药物混合→滴制→洗丸→干燥→选丸→分装。

（2）滴丸载药量小，一般应对处方药物要采用适宜的方法进行提取精制，制成有效部位或有效成分投料制丸，对于有些贵重药物也可直接粉碎投料。滴丸由药物与基质组成，基质分为水溶性和非水溶性两大类，水溶性基质有聚乙二醇类、明胶、聚氧乙烯单硬脂酸酯（S-40）等，用于速释滴丸的制备；非水溶性基质有硬脂酸、单硬脂酸甘油酯、虫蜡等，用于缓释滴丸的制备。在选择冷凝液时，液体石蜡、甲基硅油、植物油、煤油等液体油类适用于水溶性基质滴丸制备，水、不同浓度乙醇、无机盐溶液等适用于非水溶性基质滴丸制备。

（3）滴丸制备中最常出现的质量问题有丸重差异超限、圆整度差、滴头堵塞、丸粒破损、滴丸不够干燥等，其中以丸重差异超限和圆整度差最为常见。影响滴丸丸重的主要因素有滴头大小、滴制温度、滴距、料液中的空气等，应根据料液特点及制剂要求及时调整，以保证丸重符合要求。圆整度是滴丸质量评价的重要指标，影响圆整度的因素有料液的密度和冷却液的黏度、冷凝方式（梯度冷却）、液滴大小等因素，应通过实验确定上述实验参数。

一、防风通圣丸的制备

【实验材料】

1. 仪器 高速粉碎机、药筛、包衣锅、电子称、烧杯、纯化水、泛丸匾、小型水丸机、选丸筛、烘箱、棕刷子、崩解度测定仪。

2. 试药 防风、荆芥穗、薄荷、麻黄、大黄、芒硝、栀子、滑石、桔梗、石膏、川芎、当归、白芍、黄芩、连翘、甘草、白术（炒）。

【实验内容】

1. 处方 防风 50 g 荆芥穗 25 g 薄荷 50 g 麻黄 50 g 大黄 50 g 芒硝 50 g 栀子 25 g

滑石 300 g 桔梗 100 g 石膏 100 g 川芎 50 g 当归 50 g 白芍 50 g 黄芩 100 g

连翘 50 g 甘草 200 g 白术（炒）25 g

2. 制法 以上十七味，滑石粉碎成极细粉，防风等其余十六味粉碎成细粉，过筛，混匀，用水制丸，干燥，用滑石粉包衣，打光，干燥，即得。

防风通圣丸制备的实验流程如图 4 - 13 所示。

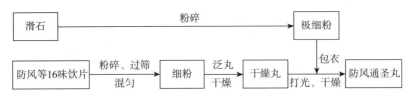

图 4 - 13 防风通圣丸制备的实验流程

3. 质量检查 应对水丸进行常规质量检查，确保其质量合格。

（1）外观检查 应圆整均匀、色泽一致。

（2）水分检查 按照《中国药典》（2020 年版）（通则 0832）水分测定法项下甲苯法测定，水分不得超过 9.0%。

（3）重量差异检查 按照《中国药典》（2020 年版）丸剂项下方法依法检查，超出重量差异限度（±12%）的不得多于 2 份，并不得有 1 份超出限度 1 倍。

（4）溶散时限 按照《中国药典》（2020 年版）（通则 0921）崩解时限检查法片剂项下方法加挡板进行检查，应在 1 小时内全部溶散。

4. 功能与主治 解表通里，清热解毒。用于外寒内热，表里俱实、恶寒壮热、头痛咽干、小便短赤、大便秘结、瘰疬初起、风疹湿疮。

5. 用法与用量 口服，一次 6 g，一日 2 次。

6. 规格 每 20 丸重 1 g。

【注意事项】

1. 处方饮片质地各异，在制备过程中要特别注意粉碎、过筛、混合等关键前处理环节，粉碎度应符合要求，混匀过程中要加强均匀性检测，确保含量均一性。

2. 根据水丸不同工序对药粉粒度的不同要求，将处方中除滑石外的其余饮片采用混合粉碎成细粉为用，并从其中筛取适量过七号筛的药粉用于起模，起模用粉量可根据经验或参照理论公式计算。处方中芒硝主要成分为 $Na_2SO_4 \cdot 10H_2O$，极易溶于水，在制备过程中也可将其制成芒硝水溶液作为黏合剂进行泛丸。

3. 盖面根据需要采用干粉、清水、粉浆盖面，但要注意干粉需过七号筛，粉浆要搅拌均匀，盖面用量要适当，否则易产生花斑而影响外观性状。滚转时间应适宜，过短则光洁度不够，过长易造成溶散时限超标。

4. 处方中薄荷等药材含有挥发性成分，在干燥时应控制在 60℃ 以下。同时，在进行水分检查时，应采用甲苯法检测以确保结果的准确性。

5. 滑石粉既是药物，又可用作包衣辅料，既节约辅料，同时也可防止薄荷、荆芥中挥发性成分的散失，充分体现了中药制剂"药辅合一"特色。包衣前丸粒应充分干燥，包衣时撒粉用量要均匀，黏合剂浓度要适宜，否则易造成花斑。

【思考题】

1. 泛制法制备水丸过程中，丸粒不易长大，且丸粒愈泛愈多，或丸粒愈泛愈少是何原因？如何解决？

2. 如何确保和评价防风通圣丸的质量均一性？

二、大山楂丸的制备

【实验材料】

1. 仪器　电子天平、搓丸板、搓条板、瓷盆、方盘、铝锅、烧杯、尼龙筛网、比重计、温度计、电炉。

2. 试药　山楂、六神曲、麦芽、纯化水、蔗糖、蜂蜜。

【实验内容】

1. 处方　山楂 200 g　六神曲（麸炒）30 g　炒麦芽 30 g　蔗糖 120 g　炼蜜 120 g

2. 制法　以上三味饮片，粉碎成细粉，过筛，混匀；另取蔗糖 120 g，加水 54 ml 与炼蜜 120 g，混合，炼至相对密度约为 1.38（70℃）时，滤过，与上述细粉混匀，制丸块，搓丸条，制丸粒，即得。

大山楂丸制备的实验流程如图 4－14 所示。

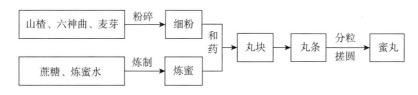

图 4－14　大山楂丸制备的实验流程

3. 质量检查　应对蜜丸进行常规质量检查，确保其质量合格。

（1）外观检查　应为棕红色或褐色的大蜜丸，色泽均匀，细腻滋润、软硬适中。

（2）水分检查　按照《中国药典》（2020 年版）（通则 0832）水分测定法检查，本品水分不得超过 15.0%。

（3）重量差异检查　按照《中国药典》（2020 年版）丸剂项下方法依法检查，超出重量差异限度（±5%）的不得多于 2 份，并不得有 1 份超出限度 1 倍。

4. 功能与主治　开胃消食。用于食积内停所致的食欲不振，消化不良，脘腹胀闷。

5. 用法与用量　口服，一次 1～2 丸，一日 1～3 次，小儿酌减。

6. 规格　每丸重 9 g。

【注意事项】

1. 蜂蜜的炼制程度应根据方中药物的特性进行控制，炼制过嫩时含水量高，导致黏性不足影响成型，且制备的蜜丸易霉变；炼制过老则丸块发硬，难以成型。

2. 制丸块是塑制法制备蜜丸的关键工序，丸块质量与炼蜜规格、和药时的蜜温、用蜜量等有关。温度会影响蜂蜜的黏性，同时对药粉的性质也会造成影响。一般处方多采用热蜜和药，但当处方中含有冰片、麝香等芳香挥发性药物时，应采用温蜜和药。处方药物黏性较差时以老蜜趁热加入和药。如处方中含有树脂、胶质、糖等成分的中药，遇热易熔化而使丸块黏软，不易成型，冷却后硬度增加而不利制丸，故此类药粉和药蜜温应低于 80℃。大山楂丸和药时应采用温蜜和药，和药时药粉与炼蜜应充分混合均匀，制成软硬适度、可塑性强的丸块，以保证搓条、制丸等工序的顺利进行。

3. 制备蜜丸时，蜂蜜用量主要与药粉的性质、季节以及和药方式有关，一般用量为 1∶1 ~ 1∶1.5。如药粉自身黏性强，则用蜜量少，黏性差者用蜜量多；冬季用蜜量多，夏季少；手工和药比机械和药用蜜量大。

4. 为了便于制丸操作，避免丸块、丸条与工具粘连，保证丸粒表面光滑，操作前可在搓丸、搓条工具上涂擦少量润滑剂，润滑剂可用麻油 1000 g 加蜂蜡 200 ~ 300 g 熔融制成。蜜丸极易染菌，应采取适当措施防止微生物污染和适宜的方法进行灭菌。

【思考题】

1. 塑制法制备蜜丸的关键工序是什么？

2. 蜜丸出现丸粒过硬现象的可能原因是什么？应如何解决？

3. 蜜丸表面粗糙的原因是什么？应如何解决？

三、苏冰滴丸的制备

【实验材料】

1. 仪器 蒸发皿、恒温水浴锅、电炉、小型滴丸生产线、空气压缩机、电子天平、崩解度测定仪。

2. 试药 苏合香、冰片、聚乙二醇 6000（PEG – 6000）、液体石蜡。

【实验内容】

1. 处方 苏合香脂 100 g 冰片 200 g PEG – 6000 700 g

2. 制法 将 PEG – 6000 置蒸发皿中，于水浴上加热至熔融，加入苏合香脂及冰片搅拌至融化，转移至贮液器中，保温 80 ~ 85℃，调节滴丸机的定量阀门、滴速及滴距，滴入液体石蜡中，将冷却成型的滴丸取出，沥尽并擦去丸粒表面附着的液体石蜡，即得。

苏冰滴丸制备的实验流程如图 4 – 15 所示。

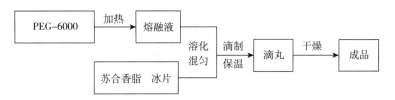

图 4 – 15 苏冰滴丸制备的实验流程

3. 质量检查 应对滴丸进行常规质量检查，确保其质量合格。

（1）外观检查 应大小均匀，色泽一致。

（2）重量差异 按照《中国药典》（2020 年版）滴丸剂项下方法依法检查。超出重量差异限度（±12%）的不得多于 2 丸，并不得有 1 丸超出限度 1 倍。

（3）溶散时限 按照《中国药典》（2020 年版）（通则 0921）崩解时限检查法片剂项下方法，不加挡板进行检查，应在 0.5 小时内全部溶散。

4. 功能与主治 芳香开窍，理气止痛。适用于冠心病胸闷，心绞痛，心肌硬死等症，能迅速缓解症状。

5. 用法与用量 口服，常用量一次 2 ~ 4 粒，一日 3 次；发病时立即含服或吞服。

6. 规格 每丸重 50 mg。

【注意事项】

1. 处方药物属易挥发性成分，在保证基质与药物混合均匀的前提下，操作中尽可能减少加热熔融的时间，避免药物挥发损失，还应注意避免搅拌速度过快而引入空气，从而影响成品质量。

2. 滴制时冷凝液采用梯度冷却方式，否则易导致成品出现空洞、拖尾等现象，也会出现滴丸在冷凝液底部发生粘结等现象。

3. 滴丸的重量和外观与滴头的内径、滴口、药液温度、滴速、冷凝液的密度以及滴距等因素均有关，应严格控制以保证成品质量。

4. 实验室中也可采用自制简易滴制装置进行滴丸的制备。

【思考题】

1. 滴制法制备滴丸的关键是什么？影响滴丸成型、外观形状与重量的因素有哪些？在操作过程中应如何控制？

2. 滴丸质量检查项目中为何无水分检查要求，水分对滴丸质量有何影响？

（史亚军）

实验九　颗粒剂的制备

【实验目的】

1. 掌握　颗粒剂的制备要点。

2. 熟悉　颗粒剂的质量要求和质量检查方法。

【实验概述】

1. 颗粒剂是指原料药物与适宜的辅料混合制成具有一定粒度的干燥颗粒状制剂。颗粒剂可分为可溶颗粒、混悬颗粒、泡腾颗粒、肠溶颗粒、缓释颗粒和控释颗粒等。颗粒剂应干燥均匀，色泽一致，无吸潮、软化、结块等现象，粒度、水分、溶化性、装量差异、微生物限度检查应符合《中国药典》（2020年版）规定。颗粒剂的制备工艺流程：处方拟定→原、辅料的处理→制颗粒→干燥→整粒→质检→包装。

2. 饮片一般多采用煎煮提取法，也可用渗漉法、浸渍法及回流提取法等方法进行提取。提取液的纯化可采用乙醇沉淀法、高速离心法、微孔滤膜滤过、絮凝沉淀、大孔树脂吸附等。

3. 制粒是颗粒剂制备的关键工序，常用制粒方法分为湿法制粒和干法制粒两类。挤出制粒是常用的湿法制粒方法，软材的软硬应适当，以"手握成团，轻压即散"为宜。

4. 处方中若含有挥发性成分，常用适量的高浓度乙醇溶解挥发油，喷洒于干颗粒中，密闭使均匀吸收。亦可采用包合技术，将挥发油的包合物与制好的颗粒混合均匀。

5. 湿颗粒制成后，应及时干燥。干燥温度应逐渐上升，一般控制在60~80℃。

【实验材料】

1. 仪器　制粒机、颗粒筛、电磁炉、不锈钢锅、搪瓷方盘、烘箱、天平等。

2. 试药　大青叶、板蓝根、连翘、拳参、蔗糖粉、糊精、乙醇等。

【实验内容】

感冒退热颗粒

1. 处方　大青叶50g　板蓝根50g　连翘25g　拳参25g

2. 制法　以上四味，加水煎煮二次，每次1.5小时，合并煎液，滤过，滤液浓缩至相对密度为1.08（90~95℃），待冷至室温，加等量乙醇使沉淀，静置，滤过，滤液浓缩成相对密度为1.3（60℃）

的稠膏，加适量蔗糖粉、糊精混匀，用适量乙醇润湿制软材，制颗粒，干燥，整粒，分装（每袋 18 g）即得。

感冒退热颗粒制备的实验流程如图 4-16 所示。

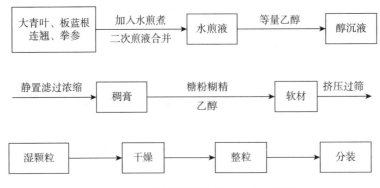

图 4-16　感冒退热颗粒制备的实验流程

3. 质量要求

（1）性状　本品为棕黄色颗粒，味甜、微苦。

（2）鉴别　采用薄层色谱法鉴别本品中靛玉红、连翘苷。

（3）检查　应符合《中国药典》（2020 年版）颗粒剂（通则 0104）项下有关的各项规定，检查项目主要包括粒度、水分、溶化性、微生物限度等。

1）粒度　取颗粒剂 5 袋，称定重量，置药筛中保持水平状态过筛，左右往返，边筛动边拍打 3 分钟，不能通过一号筛和能通过五号筛的总和，不得超过 15.0%。

2）溶化性　取供试品 1 袋，加热水 200 ml，搅拌 5 分钟，立即观察，颗粒应全部溶化，允许有轻微浑浊，但不得有焦屑等异物。

（4）含量测定　以高效液相色谱法测定连翘苷的含量。

4. 功能与主治　清热解毒，疏风解表。用于上呼吸道感染，急性扁桃体炎、咽喉炎属外感风热、热毒壅盛证，症见发热、咽喉肿痛。

5. 用法与用量　开水冲服，一次 1~2 袋，一日 3 次。

6. 规格　每袋重 18 g。

【注意事项】

1. 方中大青叶、板蓝根、连翘、拳参均为清热解毒药，现代药理研究表明，各药水浸出物均具有抗病原微生物、抗炎、解热等作用。

2. 制粒时选用 60%~70% 的乙醇作润湿剂制软材，不易粘连，便于操作。

3. 赋形剂的用量应视稠膏的含水量而定，总用量一般不超过稠膏的 5 倍。

【思考题】

1. 水提醇沉法用于中药水煎液纯化的原理是什么？

2. 根据物料性状不同，制粒方法分成哪两类？简述其颗粒成型原理。

3. 挤出制粒工艺中影响软材软硬度的主要因素有哪些？

4. 除挤出制粒外，还有哪些常用的制粒方法？在这些方法中，颗粒的粒度大小受哪些工艺参数调控？

（严国俊）

实验十　硬胶囊剂的制备

【实验目的】

1. 掌握　硬胶囊剂的制备工艺过程及操作要点。

2. 熟悉　硬胶囊剂的质量要求与质量检查方法。

【实验概述】

1. 硬胶囊剂是指将提取物、提取物加饮片细粉，或饮片细粉与适宜辅料制成的均匀的粉末、细小颗粒、小丸、半固体或液体，充填于空心胶囊中，或将药材细粉直接分装于空心胶囊中制成的剂型。硬胶囊剂的制备一般包括以下几个步骤，即空胶囊的制备、药物的充填、胶囊的封口。

2. 空心胶囊一般以明胶为主要原料制成，呈圆筒形，质地坚硬而具有弹性，由上下配套的两节紧密套合而成。空胶囊的规格共 8 种，规格越大，容积越小，常用 0～3 号。一般可先测定待填充物料的堆密度，然后根据应装剂量计算该物料的容积，以决定选用胶囊的号码。空胶囊规格及对应的容积见表 4－1。

表 4－1　空胶囊规格及其容积对应表

空胶囊规格	000	00	0	1	2	3	4	5
容积（±10%）/cm³	1.37	0.95	0.68	0.50	0.37	0.30	0.21	0.13

注：填充物的密度为 0.8 g/cm³。

3. 下列情况不宜制成胶囊剂。①药物的水溶液或乙醇溶液，因能使胶囊壁溶解；②易溶性药物如氯化钠、溴化物、碘化物等，以及小剂量的刺激性药物，因在胃中溶解后局部浓度过高而刺激胃黏膜；③易风化药物，因可使胶囊壁变软；④吸湿性药物，因可使胶囊壁过分干燥而变脆。

4. 硬胶囊中填充的药物，除特殊规定外，一般均要求是混合均匀的细粉或颗粒。以中药为原料的处方中剂量小的或细料药等，可直接粉碎成细粉，过六号筛，混匀后填充；剂量较大者可先将部分药材粉碎成细粉，其余药材提取浓缩成稠膏后与细粉混匀，干燥、研细、过筛、混匀后填充；也可将全部药材经提取浓缩成稠膏后加适当辅料制成细小颗粒，经干燥混匀后填充；如处方组成中含有结晶性或提取的纯品药物时，也应先研成细粉再与群药细粉混匀后填充。

一、银黄胶囊

【实验材料】

1. 仪器　烧杯、烧瓶、手摇筛（20 目、40 目）、烘箱、分析天平、胶囊填充板或胶囊填充机。

2. 试药　金银花提取物、黄芩提取物、乙醇、淀粉。

【实验内容】

1. 处方　金银花提取物 100 g　黄芩提取物 40 g　淀粉 160 g　共制成 1000 粒

2. 制法　取金银花提取物、黄芩提取物、淀粉混匀，以 75% 乙醇溶液制软材，挤压过 40 目筛网制湿颗粒，40～50℃干燥，整粒，装胶囊，约制成 1000 粒（0.30 g/粒），即得。

银黄胶囊制备的实验流程如图 4－17 所示。

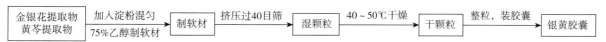

图 4－17　银黄胶囊制备的实验流程

3. 质量检查   应对胶囊剂进行常规质量检查，确保其质量合格。

（1）水分   按照《中国药典》（2020 年版）总则中水分测定法检查，不得超过 9.0%。

（2）装量差异   按照《中国药典》（2020 年版）胶囊剂项下方法检查，装量差异限度应在标示装量或平均装量的 ±10% 以内，超出装量差异限度的不得多于 2 粒，并不能有 1 粒超出限度 1 倍。

（3）崩解时限   按照《中国药典》（2020 年版）总则中崩解时限检查法检查，应在 30 分钟内全部崩解，如有 1 粒未能完全崩解，应另取 6 粒复试，均应符合规定。如有部分颗粒状物不能够通过筛网，但无硬心者，视为符合规定。

4. 功能与主治   清热，解毒，消炎。用于急（慢）性扁桃体炎、急（慢）性咽喉炎、上呼吸道感染等症。

5. 用法与用量   口服，一次 2~4 粒，一日 4 次。

6. 规格   每粒装 0.3 g。

附：

金银花提取物、黄芩提取物的制备

1. 金银花提取物的制备   取金银花分别加水 10 倍、7 倍煎煮 2 次，第一次 1 小时，第二次 45 分钟滤过，滤液加入石灰乳调节 pH 至 10~12，静置，滤取沉淀，加适量水，加硫酸调节 pH 至 6~7，搅匀，滤过，滤液浓缩至稠膏状，烘干，即得。

2. 黄芩提取物的制备   取黄芩分别加水 8 倍、6 倍煎煮 2 次，每次 1 小时，合并煎液，滤过，滤液加硫酸调节 pH 至 2，静置，滤取沉淀，用乙醇适量洗涤后，干燥，即得。

【注意事项】

1. 黄芩中的主要有效成分为黄芩苷，提取时黄芩苷在一定温度下易被药材中的共存酶酶解成苷元而降低疗效，故提取时直接用沸水提取，以使酶在高温下变性而避免其对黄芩苷的影响。

2. 金银花中的有效成分绿原酸对热不稳定，干燥过程中应严格控制温度，一般要求在 60℃ 以下。

3. 硬胶囊剂中填充的药物，可以是混合均匀的细粉或颗粒。一般颗粒的流动性比细粉大，有利于胶囊剂的填充。若以颗粒填充，其粒度不宜过大，否则不易填充均匀，且填充量明显减少。一般 30~40 目颗粒为宜。

4. 空胶囊规格常通过试装来确定。胶囊剂装量为 0.3~0.5 g 时，可考虑选用 0~2 号空胶囊。

5. 装胶囊过程中应注意控制适当的温度和湿度。一般温度在 20~25℃，相对湿度在 30%~45% 为宜，以避免胶囊中的药粉或颗粒吸湿。

>> 知识拓展 ◦--

银黄胶囊的鉴别

1. 取本品 2 粒，倾出内容物，研细，加水 10 ml 使溶解，滤过，取滤液 1 ml，加亚硝酸钠溶液（1→20）0.3 ml，加硝酸铝溶液（1→10）0.3 ml 及氢氧化钠（1→20）使呈碱性，即显红色。

2. 取本品 2 粒，倾出内容物，研细，加水 10 ml 使溶解，滤过，取滤液 1 ml，加三氯化铁试液，即显绿色。

3. 分别以黄芩苷、绿原酸为对照品，照薄层色谱法试验，在供试品色谱中，与黄芩苷对照品色谱相应的位置上显相同颜色的斑点，与绿原酸对照品色谱相应的位置上也显相同颜色的斑点。

二、一清胶囊

【实验材料】

1. 仪器　托盘天平、单口烧瓶、容量瓶、滤纸、水浴锅、烧杯、烧瓶、减压蒸馏装置、手摇筛（40目）、烘箱、分析天平、胶囊填充板或胶囊填充机。

2. 试药　黄芩、黄连、大黄、淀粉、滑石粉、硬脂酸镁。

【实验内容】

1. 处方　黄连660 g　黄芩1000 g　大黄2000 g　淀粉适量　滑石粉适量　硬脂酸镁适量
共制成1000粒

2. 制法　取黄芩、黄连、大黄三味，分别加水煎煮两次，第一次1.5小时，第二次1小时，合并煎液，滤过，滤液分别减压浓缩，喷雾干燥，制得黄芩浸膏粉及大黄和黄连的混合浸膏粉。两种浸膏粉分别制粒，干燥，粉碎，加入淀粉、滑石粉和硬脂酸镁适量，混匀，装入胶囊，制成1000粒，即得。

一清胶囊制备的实验流程如图4-18所示。

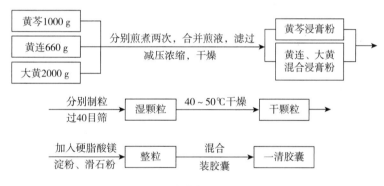

图4-18　一清胶囊制备的实验流程

3. 质量检查　同银黄胶囊。

4. 功能与主治　清热泻火解毒，化瘀凉血止血。用于火毒血热所致的身热烦躁、目赤口疮、咽喉、牙龈肿痛、大便秘结、吐血、咯血、痔血；咽炎、扁桃体炎、牙龈炎见上述证候者。

5. 用法与用量　口服，一次2粒，一日3次。

6. 规格　每粒装0.5 g。

>>> **知识拓展** ●--

1. 一清胶囊的鉴别　以黄连对照药材、盐酸小檗碱为对照品，照薄层色谱法进行试验，供试色谱中，在与黄连对照药材色谱相应的位置上，显相同颜色的斑点，在与盐酸小檗碱对照品色谱相应的位置上，显相同颜色的斑点。

2. 一清胶囊的含量测定

（1）黄芩的含量测定　照高效液相色谱测定，本品每粒含黄芩以黄芩苷（$C_{21}H_{18}O_{11}$）计，不得少于30 mg。

（2）大黄的含量测定　照高效液相色谱测定，本品每粒含大黄以大黄素（$C_{15}H_{10}O_5$）和大黄酚（$C_{15}H_{10}O_4$）的总量计，不得少于0.70 g。

【思考题】

硬胶囊剂在制备过程中，进行药物填充时应注意哪些问题？

（廖　婉）

实验十一　片剂的制备

【实验目的】

1. 掌握　片剂的制备工艺过程及操作要点。

2. 熟悉　片剂的质量要求与质量检查方法。

3. 了解　压片机的操作及基本原理。

【实验概述】

1. 中药片剂系指中药饮片提取物、提取物加饮片细粉或饮片细粉与适宜辅料混匀压制或用其他适宜方法制成的圆片状或异形片状的剂型。中药片剂分为提纯片、浸膏片、半浸膏片和全粉末片。片剂制备工艺流程：物料准备→药材处理（粉碎、提纯、纯化）→制颗粒（湿法或干法）→干燥→整粒→压片→（包衣）→包装。

2. 中药原料应根据药物所含有效成分的性质进行浸提、分离、精制处理，如挥发性或遇热易分解的有效成分，在药料处理过程中应避免高温。用量极少的贵重药、毒性药；某些含有少量芳香挥发性成分药材宜粉碎成细粉，过五至六号筛。

3. 片剂的辅料为片剂中除主药外一切物质的总称。一般包括稀释剂、吸收剂、润湿剂、黏合剂、崩解剂及润滑剂等。常用的稀释剂有淀粉、糊精、糖粉、乳糖等；常用的吸收剂有硫酸钙，碳酸钙等；常用的润湿剂为水和乙醇等，常用的黏合剂有淀粉浆等；干燥淀粉、羧甲基淀粉钠为常用的崩解剂；滑石粉、硬脂酸镁为常用的润滑剂。

4. 制颗粒是制备片剂的重要步骤。首先必须根据主药的性质选好润湿剂和黏合剂。制软材时要控制润湿剂或黏合剂的用量，使软材达到"握之成团、轻压即散"的程度。制粒时，筛网根据片重大小进行选择，一般片重 0.5 g 或 0.5 g 以上，选用 14～16 目筛；片重 0.3～0.5 g，选用 16～18 目筛；片重 0.1～0.3 g，选用 18～22 目筛。因为压片时，若小片用大颗粒，则片重差异大，大片可用较大颗粒或小颗粒压片。

5. 已制好的湿颗粒应根据主药和辅料的性质于适宜温度（60～80℃）干燥。遇湿热稳定的药物，干燥温度可适当提高。干燥时应注意颗粒不要铺得太厚，且干燥过程中要经常翻动。干燥后的颗粒需再进行过筛整粒，整粒时筛网孔径应与制粒用筛网孔径相同或略小。整粒后加入润滑剂、崩解剂等辅料，混匀，压片。

【实验材料】

1. 仪器　小型压片机、包衣锅、烧杯、烧瓶、电陶炉、手摇筛（20 目、40 目）、烘箱、分析天平、崩解度测定仪。

2. 试药　金银花、黄芩、乙醇、淀粉、硬脂酸镁、硫酸。

【实验内容】

银黄片

1. 处方　金银花提取物 100 g　黄芩提取物 40 g　淀粉 160 g　硬脂酸镁 5 g　共制成 1000 片

2. 制法 取金银花提取物、黄芩提取物、淀粉混匀，以75%乙醇溶液制软材，挤压过20目筛网制湿颗粒，40～50℃干燥，整粒，加入硬脂酸镁混匀，压制成1000片（0.27 g/片），包薄膜衣，即得。

银黄片制备的实验流程如图4-19所示。

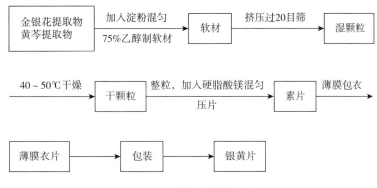

图4-19 银黄片制备的实验流程

3. 质量检查 应对片剂进行常规质量检查，确保其质量合格。

（1）外观检查 应完整光洁，色泽均匀。

（2）质量差异 按照《中国药典》（2020年版）片剂项下方法依法检查。取片剂20片，精密称定总重量，求得平均片重后，再分别精密称定每片的重量，每片重量与平均片重比较（凡无含量测定的片剂或有标示片重的中药片剂，每片重量应与标示片重比较），超出重量差异限度的不得多于2片，并不得有1片超出限度的1倍（表4-2）。

表4-2 质量差异

平均片重或标示片重	重量差异限度
0.3 g以下	±7.5%
0.3 g及0.3 g以上	±5%

（3）崩解时限 按照《中国药典》（2020年版）（通则0921）崩解时限检查法检查，应在1小时内全部崩解，如有1片未能完全崩解，应另取6片复试，均应符合规定。如果供试品黏附挡板，应另取6片，不加挡板按上述方法操作，均应符合规定。

（4）脆碎度 按照《中国药典》（2020年版）（通则0923）片剂脆碎度检查法检查，片重为0.65 g或以下者取若干片，使其总重约机吹去片剂脱落的粉末，精密称重，置圆筒中，转动100次。取出，用同法除去粉末，精密称重，减失重量不得过1%，且不得检出断裂、龟裂和粉碎的片。本试验一般仅做1次。如减失重量超过1%，应复测2次，3次的平均减失重量不得过1%，并不得检出断裂、龟裂及粉碎的片。片重大于0.65 g者取10片。

4. 功能与主治 清热疏风、利咽解毒。用于外感风热、肺胃热盛所致的咽干、咽痛、喉核肿大、口渴、发热；急（慢）性扁桃体炎、急（慢）性咽炎、上呼吸道感染见上述证候者。

5. 用法与用量 口服，一次2～4片，一日4次。

6. 规格 （1）糖衣片（片心重0.25 g）；（2）薄膜衣片 每片重0.27 g

附：

1. 金银花提取物的制备 取金银花，加水煎煮三次，第一、二次每次1小时，第三次0.5小时，煎液滤过，滤液合并，减压浓缩至相对密度为1.13～1.18（70℃），加入淀粉适量，搅拌均匀，干燥，即得。

2. 黄芩提取物的制备 取黄芩分别加水8倍、6倍煎煮两次，每次1小时，合并煎液，浓缩至适量，用盐酸调节pH至1.0～2.0，80℃保温，静置，滤过，沉淀物加适量水搅匀，用40%氢氧化钠溶液调节pH至7.0，加等量乙醇，搅拌使溶解，滤过，滤液用盐酸调节pH至1.0～2.0，60℃保温，静置，滤过，沉淀依次用适量水及不同浓度的乙醇洗至pH值至中性，挥尽乙醇，减压干燥，即得。

【注意事项】

1. 黄芩中的主要有效成分为黄芩苷。提取时黄芩苷在一定温度下易被药材中的共存酶酶解成苷元而降低疗效，故提取时直接用沸水提取，以使酶在高温下变性而避免其对黄芩苷的影响。

2. 金银花中的有效成分绿原酸对热不稳定，干燥过程中应严格控制温度，一般要求在60℃以下。

3. 颗粒干燥的程度一般凭经验掌握，含水量以3%~4%为宜。含水量过高会产生黏冲现象；含水量过低易出现顶裂现象。

4. 整粒一般选用与制湿颗粒时相同或稍小目数的筛网。整粒后，再用细筛将润滑剂（硬脂酸镁）筛入颗粒中混匀。

5. 压片前要选用适宜大小的冲模安装到压片机上。冲模大小常以冲头模孔的直径表示，一般片重0.1 g左右用6 mm；0.2~0.3 g用8 mm；0.3~0.4 g用10 mm；0.5 g左右用12 mm。此外，应调整出片（使下冲头平面与冲模台板相平）、充填量（使模孔容量恰好等于定量颗粒的体积）和压片硬度（使压出的药片硬度合格，一般用手能摇动飞轮为宜，否则表示负荷太大）。

6. 中药浸膏片易吸潮，压片过程中应控制操作室的相对湿度（RH）在50%以下，否则易吸湿引起黏冲、片剂变软等现象。

7. 薄膜包衣时，先取薄膜包衣剂（胃溶型）用70%乙醇配成10%的混悬液，过100目筛，备用。再将素片（要求片芯光洁，硬度≥3.5 kg/mm², 脆碎度<0.8%，崩解时间≤45分钟，水分<3%）置于包衣锅中，用40℃左右的热风将片芯预热10~15分钟。启动空压机，压力维持在0.1~0.2 MPa，用喷枪喷液包衣，并适当调节喷液量及包衣锅转速（30~35 r/min），直至素片表面全部被包裹且表面色泽均匀（包衣剂用量约为素片重量的3%）。停止喷液后，冷风吹约10分钟，即可。

【思考题】

1. 片剂常用的辅料有哪些？并指出银黄片中辅料的作用。

2. 片剂制备过程中应注意哪些问题？

3. 测定片重差异、崩解时限各有何意义？并分析影响片剂的片重差异、崩解时限的因素有哪些？

（肖学凤）

实验十二　固体制剂的溶出度测定

【实验目的】

1. 掌握　固体制剂溶出度的测定原理、测定方法与数据处理。

2. 熟悉　溶出度测定的意义；溶出仪的使用方法。

3. 了解　溶出度测定的注意事项；溶出仪的基本构造与性能。

【实验概述】

1. 溶出度测定的概念和意义　溶出度系指药物有效成分在规定介质中从固体制剂（如片剂和胶囊剂）中溶出的速度和程度。固体制剂口服给药后，有效成分只有被胃肠道所吸收，才能达到治疗疾病的目的，药物的吸收取决于药物从制剂中的释放或溶出、药物在生理条件下的溶解以及在胃肠道的渗透。尽管药物的疗效可以通过临床观察、体内血药浓度、尿内药物及其代谢物浓度以及生物利用度来评定，但以此作为产品的质量控制是有实际困难的。一般片剂及胶囊剂需测定崩解时限，但崩解度合格并不能保证药物可以快速且安全地溶出，也就不能保证具有可靠的疗效。由于药物的溶出和溶解对吸收具有重要影响，因此，体外的溶出度测定有可能预测其体内行为。溶出度试验是评价口服固体制剂内在质量的一种重要手段。

建立口服固体制剂的体外溶出度试验方法，具有下列作用：①评价制剂批间质量的一致性；②指导新制剂的研发；③在产品发生某些变更后（如处方、生产工艺、生产场所变更和生产工艺放大），确认药品质量和疗效的一致性。

2. 溶出度测定的适用范围　一般有以下情况的固体制剂，需检测其溶出度以控制或评定质量：①含有在水中难溶的药物的制剂；②在水中虽易溶，但处方和工艺造成阻溶的制剂；③缓释制剂、控释制剂、肠溶制剂、透皮制剂等；④与其他成分容易相互作用的药物；⑤在久贮后溶解度降低的药物；⑥治疗剂量与中毒剂量接近的制剂。

3. 溶出度的测定原理　溶出度的测定原理为 Noyes–Whitney 方程：

$$dc/dt = \mathrm{K}s\ (c_s - c_t) \tag{4-2}$$

式中，dc/dt 为溶出速度；K 为溶出速度常数；s 为固体药物表面积；c_s 为药物的饱和溶液浓度；c_t 为 t 时溶液的药物浓度。溶出试验中，溶出介质的量必须远远超过使药物饱和的介质所需的量。

4. 溶出度的测定方法　溶出度的测定通常采用《中国药典》（2020 年版）收载的方法，如转篮法和桨法，必要时可采用往复筒法或流通池法进行体外溶出度试验。转篮法和桨法是目前最常用的溶出度测定方法，具有装置简单、耐用及标准化的特点，适用于大部分口服固体制剂如胶囊剂、片剂、丸剂等。

溶出度方法的一般原则为：①对于非崩解型的药物，宜采用转篮法；②对于漂浮的制剂，一般用转篮法；③对于崩解型且崩解后颗粒下沉的制剂，处方中药物或辅料具黏性易堵塞筛网的制剂，一般用桨法；④制剂中含有难以溶解、扩散成分，一般用桨法；⑤小杯法主要用于在桨法条件下，溶出度的浓度过稀，即使采用灵敏度低的方法也难以进行定量测定的制剂。

5. 溶出介质的选择　溶出度试验应尽可能在生理条件下进行，这样可以从药品体内行为的角度，更好地理解体外溶出数据。但常规的溶出度试验选用的溶出介质能灵敏地反映制剂生产工艺的变化即可，不推荐严格模拟体内胃肠道环境。

一般根据制剂的特性选择用水、0.01 ~ 0.1 mol/L 的盐酸溶液或适宜的缓冲液（pH 一般不超过7.6），可采用不含酶的 pH 为 1.2 或 6.8 的溶出介质作为人工胃液或人工肠液，应临用新配经脱气处理。有研究表明，胶囊剂在贮存过程中，由于明胶的交联作用可能会形成膜壳，因此可能需要在介质中加入胃蛋白酶或胰酶，以促使药物的溶出。对于不溶于水或难溶于水的药物，可考虑在溶出介质中加入如0.5% 以下的十二烷基硫酸钠或其他适当的表面活性剂。如确需使用有机溶剂，可适量加入如 5% 以下的异丙醇、乙醇等，但应有依据并尽可能选用低浓度。

溶出介质的体积一般应满足漏槽条件。漏槽条件是指药物在溶出或释放介质中的浓度远小于其饱和浓度，一般溶出的介质体积为药物饱和溶液所需介质体积的 3 ~ 10 倍。每个溶出杯中只能放入一个剂量单位的制剂，一般一个剂量单位的溶出介质体积为 900 或 1000 ml，小杯法常用体积为 100 ~ 250 ml。

6. 温度及转速　所有普通口服制剂的溶出试验均应在 37 ± 0.5℃的条件下进行。

溶出度试验过程中应采用较缓和的转速，一般情况下转篮法的转速为 50 ~ 100 r/min；桨法的转速为 50 ~ 75 r/min；小杯法的转速为 35 ~ 50 r/min。

7. 溶出度方法的验证　与含量测定基本相同，包括专属性、线性、耐用性、精密度、回收率、溶液稳定性等。在方法学验证中，试验所用的溶媒应为溶出介质，即应考查辅料、胶囊壳在溶出介质中的干扰，药物在溶出介质中的线性、回收率及稳定性等。

8. 取样点和限度的确定　溶出度取样时间应考虑临床用药需求，考察溶出曲线，确定取样时间。通过溶出度均一性试验（考察同一批样品的溶出曲线）和重现性试验（考察至少 3 批样品的溶出曲线），确定合理的溶出度测定取样点和限度。为避免多次取样造成的误差，测定溶出曲线时取样点不宜过多，通常为 5 ~ 6 个点，小规格的制剂因采用 100 ~ 250 ml 溶出介质，所以溶出曲线一般可选 3 ~ 4 个时间点。限度应综合考虑溶出曲线拐点和一般性要求。

【实验材料】

1. 仪器 智能药物溶出仪（含转篮、溶出杯）、电子分析天平、高效液相色谱仪、色谱柱、超声清洗器、脱气机、调温电炉、恒温水浴锅、容量瓶、烧杯、玻璃棒等。

2. 试药 牛黄解毒片、盐酸、氢氧化钠、三氯化铁、人工胃液、纯化水。

【实验内容】

1. 牛黄解毒片中黄芩苷的溶出度测定

（1）比较 C 值的测定 取牛黄解毒片 10 片，精密称定，计算出平均片重（W），将称定的片剂研细，再精密称取相当于 W 的量，置于 1000 ml 的容量瓶中，加入人工胃液至刻度，混匀，放于 37 ± 0.5℃水浴中，不时振摇，浸渍 24 小时，取样，滤过，用高效液相色谱法，测定溶出液中的浓度 C 值。

（2）样品 C_i 值的测定

样品的称量：分别取 6 片牛黄解毒片，精密称定，记录下每片重量 W_i。

溶出介质的配制：参考《中国药典》（2020 年版）方法配制人工胃液 6000 ml，采用脱气机或超声器进行脱气处理。

调试仪器及参数：开启药物溶出仪，调试仪器，使转篮底部距溶出杯的内底部（25 ± 2）mm，调节转篮转速为 100 r/min，温度为 37℃。

投样：分别量取经脱气处理的溶出介质 1000 ml 至 6 个溶出杯中，待溶出杯中介质温度恒定在规定温度（37 ± 0.5℃）后，取已称定重量的牛黄解毒片 6 片，分别投入 6 个干燥的转篮内，调试仪器，将转篮降入溶出杯中。

测量：按规定转速启动仪器，计时，至规定的取样时间，每次分别吸取溶出液 5 ml，并立即补充 37 ± 0.5℃的人工胃液 5 ml 于溶出杯中。吸取出的溶出液用 0.45 μm 的微孔滤膜滤过，取样至滤过应在 30 秒内完成。

含量测定：取澄清滤液，按规定 HPLC 方法测定其中黄芩苷的含量并计算每片制剂的溶出量。

2. 试验数据处理

（1）将测定结果列入表 4 - 3 中，并计算百分溶出量和残留待溶量。

表 4 - 3　牛黄解毒片中黄芩苷溶出度测定数据及计算结果

取样时间/min	空白	10	20	30	40	50	60	70	80	90	100
C_i 溶出量/%											
残留待溶量/%											

百分溶出量（%）＝ $WC_i/W_iC * 100\%$

残留待溶量（%）＝ 1 - 百分溶出量

（2）绘制溶出曲线。以百分溶出量为纵坐标，溶出时间为横坐标，用普通坐标纸作图，得到溶出曲线。

（3）用 Weibull 概率纸作图，求溶出参数 $t_{0.5}$、t_d 及 m 采用 Weibull 概率纸作图，将上述溶出曲线直线化，在此图上可求得 $t_{0.5}$（药物溶出 50% 所需时间）、t_d（药物溶出 63.2% 所需的时间）以及 m（斜率）等溶出参数。作图步骤如下。

1）以 $F(t)$ 尺代表百分溶出量，t 尺代表溶出时间，描点作图。

2）若各点基本上呈直线分布，则可直接拟合一条直线，注意照顾 $F(t)$ 在 30%～70% 周围的点，使之优先贴近该直线，并尽量使散点交错分布在直线两侧。

3）若各点排布呈一向上凸的曲线状，则沿曲线趋势向下延伸，与 t 尺焦点的数值为 a 的初步估计值。再以 $F(t)$ 对 $t-a$ 描点作图。若所得各点的排布接近直线，可拟合成直线。若 $F(t)$ 对 $t-a$ 作图仍为一曲线，则可用类似的方法反复修改，直至得到一条直线为止。

4）若各点排布呈一向下凹的曲线状，可作上端曲线的切点 E，然后沿曲线的下端顺势向左延伸，使之交于 $F(t)$ 尺上的一点 A，再由 A 点作水平线交于直线 E 上一点 C，再由 C 作垂线交于 t 尺，交点的数值即为 a，以 $F(t)$ 对 $t-a$ 描点作图，若所得各点的排布接近直线，可拟合成直线，若仍为一曲线，则可用类似的方法反复修改，直至得到一条直线为止。

5）拟合直线与 X 轴的交点在 t 尺上投影点的读数即为 t_d 值，拟合直线上 $F(t)$ 为 50% 的点在 t 尺上投影点的读数即为 T_{50}。过概率纸上 m 点作拟合直线的平行线与 Y 轴相交，过交点作 X 轴的平行线与 Y 尺相交，交点读数的绝对值即为 m 值。

附：

1. 黄芩苷 HPLC 测定法 照高效液相色谱法［《中国药典》(2020 年版)］测定。

色谱条件与系统适用性试验：用十八烷基硅烷键合硅胶为填充剂；甲醇－水－磷酸 (45∶55∶0.2) 为流动相；检测波长为 315 nm。理论板数按黄芩苷峰计算应不低于 3000。

对照品溶液的制备：取黄芩苷对照品适量，精密称定，加甲醇制成每 1 ml 中含 30 μg 的溶液，即得。

供试品溶液的制备：取本品 20 片，精密称定，研细，混匀，取 0.6 g，精密称定，置锥形瓶中，加 70% 乙醇 30 ml，超声处理（功率 250 W，频率 33 kHz）20 分钟，放冷，滤过，滤液置 100 ml 量瓶中，用少量 70% 乙醇分次洗涤容器和残渣，洗液滤入同一量瓶中，加 70% 乙醇至刻度，摇匀；精密量取 2 ml，置 10 ml 量瓶中，加 70% 乙醇至刻度，摇匀，即得。

测定法：分别精密吸取对照品溶液 5 μl 与供试品溶液各 10 μl，注入液相色谱仪，测定，即得。

本品每片含黄芩以黄芩苷（$C_{21}H_{18}O_{11}$）计，小片不得少于 3.0 mg；大片不得少于 4.5 mg。

2. 人工胃液的配制 取稀盐酸 16.4 ml，加水约 800 ml 与胃蛋白酶 10 g，摇匀后，加水稀释成 1000 ml 即得。

【注意事项】

（1）溶出仪性能应满足测定要求 溶出篮孔应无堵塞和破损。桨板厚度均应在 (4.0±0.2) mm 范围内（采用游标卡尺测定）。1 个溶出杯中仅能投入 1 个制剂单位的样品。

（2）投片方式 如为人工投样，桨板法测定，可采用错时投样方式，如每隔 30 秒投入 1 片，如此便可做到平行操作、从容不迫。

（3）滤膜吸附 每个溶出杯采用 1 个滤头、1 个针筒即可。预先抽取一定体积溶出液（10～20 ml），滤过，滤液沿杯壁轻轻注回溶出杯中，从而使测定的主成分在滤膜上的吸附饱和；其后抽取 1.5～2.0 ml 样品，滤过，取滤液测定即可。

（4）取样点 在实验操作中应注意取样位置，取样点高度不同，样品溶出度测定差异明显。应使用取样针管定位装置。此外，取样至滤过时间超过 30 秒，将使溶出结果偏高，颗粒中药取样后可能继续溶出。

（5）介质体积的影响 由于每次仅取 1.5～2.0 ml，损失的体积可忽略不计，故其后溶出量无需累积计算。若多次取样，累计取样量超过介质体积 1% 时，会引起结果的系统性偏差，此时应修正介质体积进行溶出度的计算，以保证测定值的准确。此外，缓释、控释制剂试验时间长，介质蒸发引起的系统性的偏差，如 32～37℃ 的环境中，不加杯盖 3 小时，900 ml 介质蒸发达 10～25 ml，造成溶出度 1%～3% 的误差，因此，在进行溶出度试验时一定要加杯盖。

（6）测定数量 用于比较的均值应不得少于 6 片测得，其他进行摸索的时间点可为 3 片。

（7）数据处理拟合 需注意照顾溶出量在 30%～70% 的点。

>> **知识拓展** ⊶ -

溶出度与溶出曲线

1. 普通口服固体制剂可采用下列两种溶出度控制方法：①单点检测，可作为常规的质量控制方法，适用于快速溶出的高溶解性药物制剂；②两点或多点检测，能反映制剂的溶出特征，可作为某些类型药物制剂的常规质量控制检验（如卡马西平等水溶性差且缓慢溶解的药物制剂）。采用两点或多点溶出度检测法，能更好地反映制剂的特点，有助于更好地进行质量控制。

2. 进行多条溶出曲线测定时，溶出介质 pH 的选择，如各溶解度均较为一致（最大值与最小值相差 2 倍以内），可按下述选取 4 种介质。

（1）对于普通制剂

酸性药物制剂 pH 分别为 1.0 或 1.2、5.5~6.5、6.8~7.5 和水。

中性或碱性药物/包衣制剂 pH 分别为 1.0 或 1.2、3.0~5.0、6.8 和水。

难溶性药物制剂 pH 分别为 1.0 或 1.2、4.0~4.5、6.8 和水。

肠溶制剂 pH 分别为 1.0 或 1.2、6.0、6.8 和水。

（2）对于缓（控）释制剂

溶出介质的 pH 分别为 1.0 或 1.2、3.0~5.0、6.8~7.5 和水。

对于以上范围的选择，一般根据溶解度测定结果，选取溶解度最小的 pH 进行研究。当在某 pH 介质中最终溶出量未达 85%，而在其他 pH 介质中可达到，则可更换成其他 pH 介质。

- ●

【思考题】

1. 口服固体制剂进行体外溶出度测定有何意义？哪些药物应进行溶出度的测定？

2. 影响口服固体制剂溶出度测定的关键因素有哪些？

3. 溶出度试验数据处理的方法有哪些？有何特点？

（孙　琴）

实验十三　膜剂的制备

【实验目的】

1. 掌握　膜剂的制备工艺过程及操作注意要点。

2. 熟悉　常用成膜材料的种类与性能。

3. 了解　膜剂的质量评价。

【实验概述】

1. 中药膜剂（films）系指将饮片用适宜方法加工后与适宜的成膜材料制成的膜状剂型。膜剂的制备方法主要有涂布法（涂膜法）、流延法、胶注法等，目前国内制备中药膜剂多采用涂布法。工业大生产可使用涂膜机来制备。涂膜法制备膜剂的工艺流程：配制成膜材料浆液→加入药物及附加剂→脱气泡→涂膜→干燥→脱膜→质检→分剂量→包装。

2. 膜剂成型主要取决于成膜材料。常用的成膜材料多为水溶性高分子物质，包括天然的和合成的高分子材料。天然高分子材料有淀粉、糊精、明胶、阿拉伯胶、白及胶、琼脂等。合成的高分子材料有聚乙烯醇（PVA）、乙烯-醋酸乙烯共聚物（EVA）、纤维素衍生物类等。

3. 膜剂除主药和成膜材料外，常用的附加剂有：增塑剂，如甘油、山梨醇等；表面活性剂，如聚山梨酯80、十二烷基硫酸钠等；着色剂与遮光剂，如色素、二氧化钛等；填充剂，如 $CaCO_3$、SiO_2 等；矫味剂，如蔗糖等；脱膜剂，如液体石蜡、甘油等。

4. 在药物与成膜材料浆液混合时，若药物为亲水性者，可直接与附加剂加入浆液中，搅拌使溶解；若药物为疏水性者，需研成极细粉末再与甘油、聚山梨酯80等润湿剂研匀，再混悬于浆液中。

一、养阴生肌膜

【实验材料】

1. 仪器 烧杯、三角烧瓶、七号筛、烘箱、天平、恒温水浴锅、研钵、玻璃板、紫外灯。

2. 试药 养阴生肌散、PVA 17 – 88、甘油、聚山梨酯80、乙醇、液体石蜡、蒸馏水。

【实验内容】

1. 处方 养阴生肌散 2 g　PVA 17 – 88 10 g　甘油 1 ml　聚山梨酯80 5 滴　蒸馏水 50 ml

2. 制法 取 PVA 加入 85% 乙醇浸泡过夜，滤过，沥干，重复处理一次，将 PVA 于 60℃ 烘干后，称取 10 g 置于三角烧瓶中，加蒸馏水 50 ml，浸泡溶胀，水浴上加热，时时搅拌，使之溶化成胶液。称取养阴生肌散（过七号筛）2 g 于研钵中，滴加甘油和聚山梨酯80，研磨均匀，缓缓将 PVA 胶液加入，研匀，静置脱气泡后，供涂膜用。取出玻璃板（5 cm×20 cm）5 块，洗净，干燥，用 75% 乙醇涂擦消毒，晾干，玻璃板上均匀涂擦少许液体石蜡。用吸管吸取上述药液 10 ml，滴在玻璃板上，摊匀，水平晾至半干，于 60℃ 烘干，小心揭下药膜，即得。

养阴生肌膜制备的实验流程如图 4 – 20 所示。

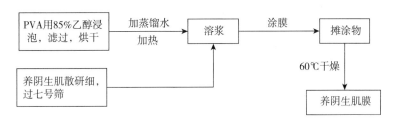

图 4 – 20 养阴生肌膜制备的实验流程

3. 质量检查 应对膜剂进行常规质量检查，确保其质量合格。

（1）外观检查 膜剂外观应完整光洁，厚度一致，色泽均匀，无明显气泡。

（2）重量差异检查 按照《中国药典》（2020 年版）膜剂项下方法依法检查，重量差异限度应满足表 4 – 4 的要求，超出重量差异限度的膜片不得多于 2 片，并不得有 1 片超出限度的 1 倍。凡进行含量均匀度检查的膜剂，一般不再进行重量差异检查。

表 4 – 4　膜剂重量差异限度

平均重量	重量差异限度
0.02 g 以下及 0.02 g	±15%
0.02 g 以上至 0.20 g	±10%
0.20 g 以上	±7.5%

（3）微生物限度 按照《中国药典》（2020 年版）检查，应符合规定。

4. 功能与主治 清热解毒。用于湿热型口腔溃疡，复发性口腔溃疡。

5. 用法与用量 贴口腔患处。

附：

养阴生肌散的处方

牛黄 0.62 g　　人工牛黄 0.15 g　　青黛 0.93 g　　龙胆末 0.62 g　　黄柏 0.62 g　　黄连 0.62 g

煅石膏 3.13 g　甘草 0.62 g　　　冰片 0.62 g　　薄荷脑 0.62 g

养阴生肌膜的鉴别

分别以胆酸、去氧胆酸、胆红素，靛蓝、靛玉红、盐酸小壁碱、黄连对照药材、盐酸黄柏碱、黄柏对照药材、甘草酸单铵盐、甘草对照药材为对照品或对照药材。照薄层色谱法试验，在供试品色谱中，与各对照品及对照药材色谱相应的位置上显相同颜色的斑点。

二、毛果芸香碱眼用膜

【实验材料】

1. 仪器　天平、烧杯、恒温水浴锅、过滤筛（80 目）、玻璃板、烘箱、紫外灯。

2. 试药　硝酸毛果芸香碱、PVA 05 - 88、甘油、蒸馏水。

【实验内容】

1. 处方　硝酸毛果芸香碱 7.5 g　PVA 05 - 88 14 g　甘油 1 g　蒸馏水 15 ml

2. 制法　称取处方量 PVA 05 - 88、甘油和水，置于烧杯中，放置溶胀后于 90℃水浴上加热使溶解，溶液趁热用 80 目筛滤过，滤液放冷后加入硝酸毛果芸香碱，搅拌使溶解，静置脱气泡，将其倒于涂有液状石蜡的玻璃板上，振荡，摊匀，水平晾至半干，于 60℃烘干。划痕分割（每格面积：10 mm × 5 mm）。最后用紫外灯消毒 30 分钟（正反面各 15 分钟），即得。

毛果芸香碱眼用膜制备的实验流程如图 4 - 21 所示。

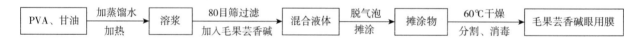

图 4 - 21　毛果芸香碱眼用膜制备的实验流程

3. 质量检查　同养阴生肌膜。

4. 功能与主治　本品能兴奋胆碱反应系统，使瞳孔缩小，胃肠及子宫收缩，有显著的发汗、流涎作用。用于治疗青光眼，也可用于对抗阿托品的散瞳作用。

5. 用法与用量　外用，每次取一小格放入眼膜囊内，一日 2~3 次。

6. 规格　每格面积：10 mm × 5 mm。

毛果芸香碱眼用膜的鉴别与含量测定

1. 毛果芸香碱眼用膜的鉴别　取本品一小格，加水 4 ml 使溶解，加稀硫酸 2 滴、过氧化氢试液 2 ml、氯仿 2 ml、5% 重铬酸钾溶液 1 滴，振摇，氯仿层即显蓝紫色。

2. 毛果芸香碱眼用膜的含量测定　取本品一小格精密称定，加水 5 ml 使溶解，加乙醇 - 三氯甲烷（2∶1）中性混合液 10 ml，酚酞指示液 2 滴，用 0.1 mol/L NaOH 液滴定至淡红色。1 ml 0.1 mol/L NaOH 液相当于 0.02713 g 的硝酸毛果芸香碱（$C_{11}H_{16}O_2N_2 \cdot HNO_3$）。

三、爽口托疮膜

【实验材料】

1. 仪器　天平、烧杯、烧瓶、恒温水浴锅、减压蒸馏装置、过滤筛（80 目）、玻璃板、烘箱、紫外灯。

2. 试药　黄柏、甘草、冰片、青黛、白及胶、甘油、75% 乙醇、蒸馏水。

【实验内容】

1. 处方　黄柏 10 g　冰片 4 g　甘草 10 g　青黛 0.5 g　白及胶 5 g　34% 甘油 15 ml　75% 乙醇 30 ml

2. 制法　黄柏、甘草加水煎煮二次，每次 2 小时，合并煎液，滤过，滤液浓缩至相对密度为 1.25（50℃）的清膏；将青黛与 34% 甘油溶液 15 ml 研磨均匀；将冰片溶于 75% 乙醇 30 ml 中，加入白及胶粉，浸泡溶胀，时时搅拌，使之溶化成胶液，再加入上述清膏与青黛甘油溶液，搅拌均匀，静置脱气泡，将其倒于涂有液状石蜡的玻璃板上，振荡，摊匀，水平晾至半干，于 60℃ 烘干。划痕分割（每格面积：15 mm×10 mm）。即得。

爽口托疮膜制备的实验流程如图 4－22 所示。

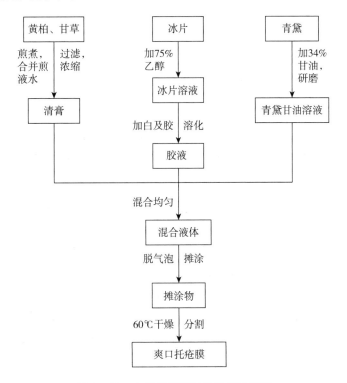

图 4－22　爽口托疮膜制备的实验流程

3. 质量检查　同养阴生肌膜。

4. 功能与主治　清湿解热，泻火毒，收敛生肌。用于口疮。

5. 用法与用量　取膜贴于疮面，一日 2~3 次。

6. 规格　每格面积：15 mm×10 mm。

【注意事项】

1. 溶解成膜材料 PVA、白及胶时，应参照高分子溶液的制备方法，先静置一段时间再搅拌或加热，经过有限溶胀及无限溶胀过程。PVA 溶解后应趁热过滤，除去杂质，放冷后不易过滤。

2. 刚刚溶解的成膜材料溶液中含有大量气泡，应将其水浴保温静置一段时间，以脱去气泡。除气泡后应及时制膜，久置后药物易沉淀，使含量不均匀。

3. 玻璃板必须洁净，涂抹的液体石蜡不宜过多，薄薄一层即可，若涂抹过多会导致摊涂时膜剂分散困难。

4. 干燥膜剂的温度、时间应适宜，若干燥不够，则膜剂中水分含量过高；若干燥时间过长或干燥温度过高会导致膜剂过脆，韧性差，脱膜困难。

【思考题】

1. 试分析膜剂的处方组成。

2. PVA 在使用前应做如何处理？为什么？

3. 制备膜剂的操作要点有哪些？

4. 膜剂质量检查项目有哪些？

（刘彩霞）

实验十四　β-环糊精包合物的制备

【实验目的】

1. 掌握　饱和水溶液法制备包合物的工艺及操作要点。

2. 熟悉　β-环糊精包合物的性质及应用。

【实验概述】

1. 包合技术是指在一定条件下，一种分子被包嵌于另一种分子的空穴结构内形成超微囊状包合物的技术。包合物由主分子和客分子两部分组成，主分子即包合材料，具有较大的空穴结构，客分子即药物，它能被主分子容纳在内，形成分子囊。药物分子经 β-环糊精（β-CYD）包合后，可以产生以下作用特点：①增加药物的稳定性；②增加药物的溶解度；③掩盖不良气味，减少药物的刺激性；④调节药物的释药速率；⑤使液体药物粉末化；⑥提高药物的生物利用度。

2. 环糊精包合物的制备方法很多，有饱和水溶液法、研磨法、冷冻干燥法、喷雾干燥法等，可根据环糊精和药物的性质，结合实际生产条件加以选用。

3. 本实验采用饱和水溶液法制备包合物，即在一定温度下将 β-环糊精加适量水制成饱和水溶液，与客分子药物搅拌混合一定时间后，通过适宜的方法，使包合物沉淀析出，滤取即得。实验中包合温度、主客分子配比、搅拌时间等因素都会影响包合率，应按实验要求进行操作。难溶于水的药物也可用少量有机溶剂如乙醇、异丙酮等溶解后加入。通过冷藏，可使 β-环糊精包合物溶解度下降而析出沉淀。

一、薄荷油-β-环糊精包合物的制备

【实验材料】

1. 仪器　具塞锥形瓶、玻璃棒、水浴锅、电子天平、冰箱、干燥器、滤过装置。

2. 试药　β-环糊精、薄荷油、无水乙醇、蒸馏水。

【实验内容】

1. 处方　β-环糊精 4 g　薄荷油 1 ml　蒸馏水 50 ml

2. 制法　称取 β - 环糊精 4 g，置 100 ml 具塞锥形瓶中，加入蒸馏水 50 ml，加热溶解。降温至 50℃，滴加薄荷油 1 ml，恒温搅拌 2.5 小时。冷藏 24 小时，待沉淀完全后，滤过。用无水乙醇 5 ml 洗涤沉淀 3 次，至沉淀表面近无油渍，将包合物置干燥器中干燥，即得。

薄荷油 - β - 环糊精包合物制备的实验流程如图 4 - 23 所示。

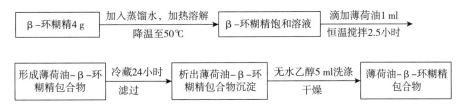

图 4 - 23　薄荷油 - β - 环糊精包合物制备的实验流程

二、冰片 - β - 环糊精包合物的制备

【实验材料】

1. 仪器　具塞锥形瓶、玻璃棒、水浴锅、电子天平、冰箱、烘箱、抽滤装置。

2. 试药　β - 环糊精、冰片、乙醇、蒸馏水。

【实验内容】

1. 处方　β - 环糊精 4 g　冰片 0.66 g　蒸馏水 100 ml

2. 制法　取 β - 环糊精 4 g，溶于 55℃ 的蒸馏水 100 ml 中，保温。另取冰片 0.66 g，用乙醇 20 ml 溶解，在搅拌下缓慢滴加冰片溶液于 β - 环糊精溶液中，滴完后继续搅拌 30 分钟，冰箱放置 24 小时，抽滤，蒸馏水洗涤，40℃ 干燥即可。

冰片 - β - 环糊精包合物制备的实验流程如图 4 - 24 所示。

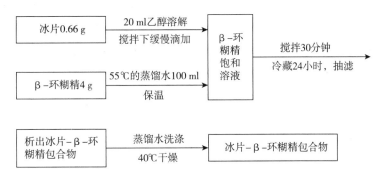

图 4 - 24　冰片 - β - 环糊精包合物制备的实验流程

【注意事项】

1. 药物的加入方法有 3 种：①水溶性药物，直接加至环糊精的饱和溶液中，搅拌，制成包合物；②水难溶性固体药物，可先溶于少量丙酮或异丙醇等有机溶剂中，再加至环糊精的饱和溶液中；③水难溶性液体药物（如挥发油等），直接加至环糊精的饱和溶液中，经搅拌至包合物完全形成。

2. 在饱和水溶液法包合过程中，影响包合工艺的主要因素有主客分子投料比例、包合温度、包合时间、搅拌方式等。其中投料比和包合温度最为重要，投料比例一般在 1∶3 ~ 1∶10（油∶β - 环糊精）的范围内，环糊精在水中的溶解度见表 4 - 5。

表 4-5　不同温度下 CD 在水中的溶解度（mg/g）

t/℃	α-CD	β-CD	γ-CD
20	90	16.4	185
25	127	18.8	256
30	165	22.8	320
35	204	28.3	390
40	242	34.9	460
45	285	44.0	—
50	347	52.7	—
60	—	72.9	—
70	—	120.3	—
80	—	196.6	—

3. 包合温度一般定在 30~60℃较适宜，增加包合温度可提高包合率，但包合温度过高也会影响药物的稳定性，如果客分子是挥发油，会使挥发速度加快。

>> 知识拓展 ○--

杯芳烃和瓜环

包合材料有很多种，药物制剂中最常见的包合材料是 β-环糊精（β-CD），此外，杯芳烃和瓜环也是包合材料研究的热点。

1. 杯芳烃　是一类对位烷基苯酚与甲醛缩合的寡聚大环化合物，被誉为继环糊精之后的第三代主体分子，具有以下特性：易于合成；上缘和下缘均易于选择性修饰；具有由苯环单元组成的疏水空穴；既能配合识别离子型客体，又能包合中性分子；熔点高，热稳定和化学稳定性好，空腔大小可调节；具有多种构象异构体。

2. 瓜环　又称葫芦脲，是超分子化学中继环糊精、杯芳烃之后近年来发展起来的又一类新型高度对称的桶状大环分子，具有疏水的内部空腔及由环绕的羰基氧原子组成的端口。结构上的特征使得瓜环区别于其他的超分子主体分子，能够通过疏水作用、氢键、离子-偶极等键合作用键合多种有机阳离子，与金属配位形成金属配合物。

--●

【思考题】

1. 包合物不完全析出或有部分包合物仍然溶解在水中，应如何处理？
2. 如何测定药物的包合率？
3. 制备包合物的方法除饱和水溶液法外，还有哪些？各有何特点？
4. 本实验中应注意哪些关键操作？

（冯　果）

实验十五　微囊的制备

【实验目的】

1. 掌握　凝聚法制备微囊的原理、工艺过程及操作要点。

2. 熟悉　微囊的质量要求与质量检查法。

3. 了解　影响微囊成囊的因素及控制方法。

【实验概述】

1. 微囊是指将固态或液态药物（囊心物）被辅料（囊材）包封而成的微小胶囊，是典型的药库膜壳型结构。微囊的制备方法按其制备原理可分为三大类：物理化学法、化学法、物理机械法，其中以物理化学法中的凝聚法较为常用。

2. 凝聚法制备微囊分为单凝聚法和复凝聚法。凝聚法的制备包括囊材液的配制，药物的混悬或乳化，凝聚成囊，胶凝固化，洗涤、干燥等工艺过程。

3. 微囊囊材以天然高分子材料使用最广泛，这类材料具有稳定、无毒、成膜性能较好，可在体内生物降解，安全性好等特点。常用的有明胶、阿拉伯胶、壳聚糖、海藻酸钠、蛋白类、淀粉等。本实验中单凝聚法制备微囊是以明胶为囊材，Na_2SO_4作为强亲水性非电解质；复凝聚法制备微囊是以明胶（带正电荷）和阿拉伯胶（带负电荷）作为包囊材料。

4. 影响高分子囊材胶凝的主要因素有胶液浓度、胶凝温度、电解质和 pH 及搅拌速度，胶液浓度越高越易胶凝，浓度越低越不易胶凝，温度越低越易胶凝，同时，浓度越高，可胶凝的温度上限越高，制备时应严格控制成囊条件。凝聚囊的固化应根据囊材性质而定，同时应控制好固化剂的用量和 pH 值。搅拌速度应以产生泡沫最少为佳，且固化前应继续搅拌，避免微囊粘连成团。

一、齐墩果酸微囊

【实验材料】

1. 仪器　烧杯、玻璃棒、乳钵、恒温水浴锅、离心机。

2. 试药　齐墩果酸、明胶、甲醛、氢氧化钠、蒸馏水、甘油、Na_2SO_4。

【实验内容】

1. 处方　齐墩果酸 1 g　明胶 5 g　37% 甲醛 8 ml　60% Na_2SO_4 溶液 200 ml

　　　　　72% Na_2SO_4 溶液 500 ml　甘油 2.0 ml　20% 氢氧化钠溶液适量　蒸馏水适量

2. 制法　取明胶 5 g，加水 25 ml 浸泡 30 分钟后，60℃ 水浴加热溶解，备用。取齐墩果酸 1 g 置乳钵中，加甘油 2 ml 研磨分散，加入上述明胶溶液搅拌均匀后，加 50℃ 蒸馏水至 100 ml。将预热至 50℃、浓度为 60% 的 Na_2SO_4 溶液 200 ml，搅拌下加入以上混悬液中，混匀，保持混合液温度为 50℃。再将预热至 40℃ 左右、浓度为 72% 的 Na_2SO_4 溶液 500 ml，搅拌下加入混匀，自然冷却至 32～35℃。置冰水浴中急速降温至 10℃ 以下，不断搅拌，加 37% 甲醛溶液 8 ml，搅拌 20 分钟后，用 20% 氢氧化钠溶液调 pH 至 9.0，继续搅拌 1 小时。离心，取微囊，水洗至中性，冷冻干燥，即得。

齐墩果酸微囊制备的实验流程如图 4-25 所示。

二、薄荷油微囊

【实验材料】

1. 仪器　烧杯、玻璃棒、手摇筛（10 目）、烘箱、组织捣碎机、控温磁力搅拌器、光学显微镜。

2. 试药　薄荷油、明胶、阿拉伯胶、甲醛、醋酸、氢氧化钠、硬脂酸镁、蒸馏水。

【实验内容】

1. 处方　薄荷油 1 g　明胶（A 型）2.5 g　阿拉伯胶 2.5 g　37% 甲醛 1.25 ml　10% 醋酸适量

　　　　　20% 氢氧化钠溶液适量　硬脂酸镁适量　蒸馏水适量

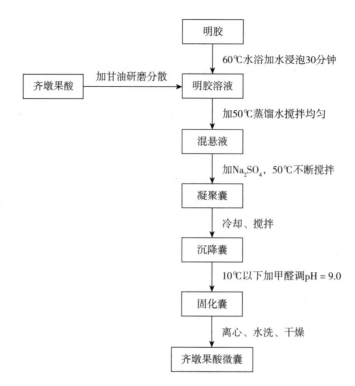

图 4 – 25 齐墩果酸微囊制备的实验流程

2. 制法

（1）明胶溶液的制备 取明胶 2.5 g，用蒸馏水适量浸泡待膨胀后，加蒸馏水至 50 ml，搅拌溶解（必要时可 60℃微热助其溶解），即得。

（2）薄荷油乳的制备 取阿拉伯胶 2.5 g，溶于 50 ml 蒸馏水（60℃）中，加薄荷油 1 g，于组织捣碎机中乳化 1 分钟，即得。

（3）微囊的制备 将薄荷油乳装入 500 ml 烧杯中，置控温（50℃）磁力搅拌器上搅拌。将明胶液在搅拌下加入上述乳浊液中，并用 10% 的醋酸调至 pH 4.1 左右。取样于显微镜下观察，可见到许多油粒外面有一层薄薄的膜，即已成囊。加入蒸馏水 200 ml（温度应不低于 30℃），并不断搅拌冷却至 10℃以下，加入 37% 甲醛 1.25 ml（以蒸馏水 1.25 ml 稀释），搅拌 15 分钟，用 20% 氢氧化钠溶液调 pH 8 ~ 9 继续搅拌冷却 30 分钟，除去悬浮的泡沫，滤过，用水洗涤至无甲醛臭味，pH 中性即可。抽滤，加 3% 硬脂酸镁制粒，过一号筛（10 目），于 50℃烘干，即得。

薄荷油微囊制备的实验流程如图 4 – 26 所示。

3. 质量检查

（1）囊形与大小 微囊的大小应能符合《中国药典》（2020 年版）有关规定，在光学显微镜下测定微囊的大小。

（2）药物的溶出速度测定 按照《中国药典》（2020 年版）总则中药物的溶出速率测定法进行检查，应符合规定。

（3）药物含量测定 按照《中国药典》（2020 年版）进行检查，药物含量应为 20% ~ 80%。

附：

薄荷油的制备

取薄荷粉加石油醚 10 倍超声提取 3 次，超声频率 40 kHz，提取时间为每次 30 分钟，合并提取液，滤过，将滤液于旋转蒸发仪上蒸去石油醚，用无水硫酸钠脱水，滤纸滤过，即得。

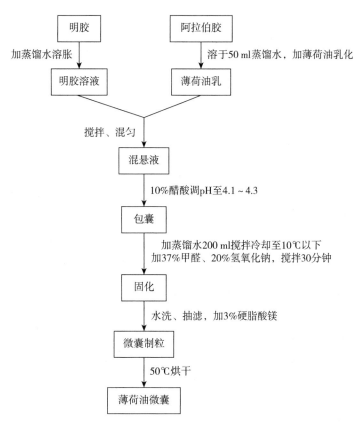

图 4 - 26　薄荷油微囊制备的实验流程

【注意事项】

1. 制备微囊过程中为使其具有良好的可塑性、不粘连及分散性好，常需要加入增塑剂，如山梨醇、聚乙二醇、丙二醇、甘油等。

2. 复凝聚法制备微囊的过程中，为使明胶正电荷达到最多，凝聚形成微囊的量最大，应调混悬液的 pH 至 4.0 ~ 4.5。

>> 知识拓展 ●- -

1. 药物的含量　微囊中主药含量的测定，一般采用溶剂提取法，溶剂的选择应使主药最大限度地溶出，而不溶解囊材，溶剂也不干扰测定。

2. 药物的释放速率　微囊中药物的释放速率可采用《中国药典》（2020 年版）中规定的桨法测定，亦可采用试样置薄膜透析管内按转篮法进行测定，或采用流池法测定。

3. 有害有机剂的限度检查　在生产过程中引入有害溶剂时，应按《中国药典》（2020 年版）有关规定检测。凡未规定限度者，可参考 ICH 指导原则，否则应制定有害有机溶剂残留量的测定方法限度。

- ●

【思考题】

1. 试述制备微囊的方法及其各自的适用范围，凝聚法制备微囊的操作要点。

2. 对中药复方微囊化的原料有何要求？

3. 如何对微囊的稳定性进行评价？

（范凌云）

实验十六 脂质体的制备

【实验目的】

1. 熟悉 注入法制备脂质体的工艺过程及操作要点。

2. 了解 脂质体的形成原理、作用特点及其包封率的测定方法。

【实验概述】

1. 脂质体系指将药物包封于类脂双分子层形成的薄膜中所制成的超微型球状载体剂型。根据类脂双分子层的层数，脂质体可分为单室脂质体（含大、小单室）和多室脂质体。

2. 制备脂质体的材料主要有磷脂和胆固醇。磷脂有天然磷脂（豆磷脂、卵磷脂等）和合成磷脂（二棕榈酰磷脂酰胆碱、二硬脂酰磷脂酰胆碱等）。胆固醇为两亲性物质，与磷脂混合使用，其作用是调节双分子层的流动性，降低脂质体膜的通透性。其他附加剂如十八胺、磷脂酸等，具有改变脂质体表面电荷的性质。

3. 脂质体的制法有多种，应根据药物的性质或用药需要进行选择。经典的薄膜分散法可形成多室脂质体，经超声处理后可得到小单室脂质体。此法操作简便，但包封率较低。注入法有乙醚注入法和乙醇注入法两种，前者是将磷脂等溶于乙醚中，在搅拌下慢慢滴于 55～65℃ 含药或不含药的水性介质中，蒸去乙醚，继续搅拌 1～2 小时，即可形成脂质体。反相蒸发法系将磷脂等脂溶性成分溶于有机溶剂（如氯仿等）中，再与含药的缓冲液混合、乳化，然后减压蒸去有机溶剂而形成脂质体，适合于水溶性大分子活性物质，包封率高。冷冻干燥法适于水中不稳定药物脂质体的制备。熔融法制备的脂质体为多相脂质体，其性质稳定，可加热灭菌。

4. 包封率是评价脂质体内在质量的一个重要指标，常见的包封率测定方法有分子筛法、超速离心法、超滤膜法和阳离子交换树脂法等。

【实验材料】

1. 仪器 烧杯、天平、磁力搅拌器、显微镜、容量瓶。

2. 试药 盐酸小檗碱、豆磷脂、胆固醇、乙醚、磷酸氢二钠、磷酸二氢钠、蒸馏水。

【实验内容】

盐酸小檗碱脂质体

1. 处方 盐酸小檗碱溶液（1 mg/ml）25 ml　豆磷脂 0.75 g　胆固醇 0.25 g　乙醚 35 ml
共制成脂质体 25 ml

2. 制法

（1）磷酸盐缓冲液（PBS）的配制　称取磷酸氢二钠（$Na_2HPO_4 \cdot 12H_2O$）3.7 g 与磷酸二氢钠（$NaH_2PO_4 \cdot 2H_2O$）20 g，加蒸馏水适量，加热溶解，稀释成 1000 ml，即得 0.067 mol/L 的磷酸盐缓冲液（pH 约为 5.7）。

（2）盐酸小檗碱溶液的配制　称取盐酸小檗碱适量，用 0.067 mol/L 的磷酸盐缓冲液配成 1 mg/ml 的药液。

（3）盐酸小檗碱脂质体的制备　称取处方量豆磷脂、胆固醇置 150 ml 小烧杯中，加入 35 ml 乙醚，在磁力搅拌器上搅拌溶解，加入盐酸小檗碱溶液 25 ml（1 mg/ml），继续搅拌，乳化，直到乙醚挥尽成为黄色的乳状液，即为小檗碱脂质体。

盐酸小檗碱脂质体制备的实验流程如图4-27所示。

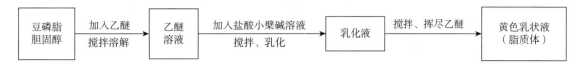

图4-27 盐酸小檗碱脂质体制备的实验流程

3. 质量检查 应对脂质休进行质量检查，确保其质量合格。

（1）粒径与形态 用显微镜观察脂质体的粒径大小与形态，为多层囊状或多层圆球，大部分粒径在0.7~1.2 μm之间。

（2）包封率的测定 测定脂质体中的总药量后，借用适当的方法分离脂质体，分别测定脂质体中包封的药量和介质中未包封的药量，按下述公式计算包封率。

$$包封率 = \frac{药物总量 - 介质中未包封的药量}{药物总量} \times 100\% \qquad (4-3)$$

$$包封率 = \frac{脂质体中包封的药量}{脂质体中包封的药量 + 介质中未包封的药量} \times 100\% \qquad (4-4)$$

（3）渗漏率 根据给药途径的不同，将脂质体分散贮存在一定介质中，保持一定温度，于不同时间进行分离处理，测定介质中的药量，与贮存前包封的药量比较，按下式计算渗漏率。

$$渗漏率 = \frac{贮存后渗漏到介质中的药量}{贮存前包封的药量} \times 100\% \qquad (4-5)$$

（4）有机溶剂残留量 按照《中国药典》（2020年版）通则中残留溶剂测定法，测定脂质体中有机溶剂残留量，应符合规定。

4. 功能与主治 作为抗菌药，对链球菌、金黄色葡萄球菌、双球菌、伤寒杆菌以及大肠埃希菌、痢疾杆菌和阿米巴原虫起到一定的抑制作用。可加工制成多种制剂，用于癌症患者。

附：

盐酸小檗碱脂质体包封率的测定

1. 阳离子交换树脂分离柱的制备 称取已处理好的阳离子交换树脂约1.5 g，装于底部已垫有少量玻璃棉的5 ml注射器筒中，加入PBS水化阳离子交换树脂，自然滴尽PBS，即得。

2. 柱分离度考察

（1）空白脂质体的制备 称取豆磷脂0.9 g、胆固醇0.3 g于小烧杯中，加乙醚10 ml，搅拌使溶解，旋转该小烧杯使乙醚液在杯壁成膜，用吸耳球吹风，将乙醚挥去。另取磷酸盐缓冲液30 ml于小烧杯中，加热至55~65℃备用。取预热的磷酸盐缓冲液20 ml加至含有磷脂和胆固醇成膜的小烧杯中，再将小烧杯置磁力搅拌器上，于55~65℃保温10分钟，再在同样的温度下，搅拌30~60分钟（溶液体积减少，补加PBS），即得。

（2）盐酸小檗碱与空白脂质体混合液的制备 精密量取3 mg/ml的盐酸小檗碱溶液0.1 ml，置小试管中，加入0.2 ml空白脂质体，混匀、即得。

（3）对照品溶液的制备 取盐酸小檗碱与空白脂质体混合液0.1 ml置10 ml容量瓶中，加入95%乙醇6 ml，振摇使之溶解，再加PBS至刻度，混匀，即得。

（4）样品溶液的制备 取盐酸小檗碱与空白脂质体混合液0.1 ml加至分离柱顶部，待柱顶部的液体消失后，放置5分钟，仔细加入PBS（注意不能将柱顶部离子交换树脂冲散），进行洗脱（需1.5~2 ml PBS），同时收集洗脱液于10 ml容量瓶中，加入95%乙醇6 ml振摇使之溶解，再加PBS至刻度，摇匀，二次滤过，弃初滤液，取续滤液为样品溶液。

（5）空白溶剂的配制   取95%乙醇30 ml，置50 ml容量瓶中，加PBS至刻度，摇匀，即得。

（6）吸收度的测定   以空白溶剂为对照，在345 nm波长处分别测定样品溶液与对照品溶液的吸收度，计算柱分离度。分离度要求大于0.95。

$$柱分离度 = 1 - \frac{A_{样}}{A_{对} \times 2.5} \qquad (4-6)$$

式中 $A_{样}$ 为样品溶液的吸收度；$A_{对}$ 为对照品溶液的吸收度；2.5 为对照品溶液的稀释倍数。

3. 供试品的测定   精密量取盐酸小檗碱脂质体0.1 ml两份，一份置10 ml容量瓶中，按"柱分离度考察"项下（2）~（3）进行操作；另一份置于分离柱顶部，按"柱分离度考察"项下（4）进行操作，所得溶液于345 nm波长处分别测定吸收度，按下式计算包封率。

$$包封率 = \frac{A_L}{A_r} \times 100\% \qquad (4-7)$$

式中 A_L 为柱分离后（脂质体中）药物的吸收度；A_r 为供试品（脂质体中、外）药物总的吸收度。

【注意事项】

1. 构成脂质体的膜材成分磷脂等易水解和氧化，由于膜材的水解会使脂质体制剂中的酸度升高；磷脂中含有不饱和基团可以自发地发生氧化反应，这些都会产生一定毒性，因此，在制备脂质体的过程中应注意防止脂质体的水解和氧化。例如，制备过程中应避免高温和尽量在无氧的条件下操作；操作中应注意防止带入金属离子；选择合适的pH、离子强度、缓冲体系和溶剂系统等。

2. 在膜材中加入一定量的胆固醇，有防止脂质体泄漏的作用。胆固醇对脂膜的流动性具有双向调节作用，在相变温度以上时，它能抑制脂质分子中脂肪酰链的旋转异构化运动，降低膜的流动性；当在相变温度以下时，它又能增加脂质双分子膜的不对称性，增加膜的流动性，为此提高脂质体的稳定性。胆固醇分子中的羟基还可与磷脂分子中的羰基以氢键形成复合物。脂肪酰链自由运动的减少，引起膜的压缩，面积减小，结合紧密，流动性降低而使渗透性降低。

3. 脂质体的粒径直接影响到其在体内的分布，因此，必须保证脂质体在贮存期间粒径不发生变化。可采用以下两种方法：①增加脂质体的ζ电位，ζ电位越大说明脂质体表面所带电荷越多，相互之间的静电斥力越大，使脂质体不易凝集，增加脂质体的稳定性，因此，制备脂质体时，加入带电荷的脂质成分可使粒径变化减少到最低程度；②采用冷冻干燥的方法可以提高脂质体的物理和化学稳定性。

【思考题】

1. 影响脂质体形成的因素有哪些？
2. 脂质体作为抗癌药物载体的机理和特点有哪些？

（胡定邦）

实验十七　药剂稳定性恒温加速实验

【实验目的】

1. 掌握   应用恒温加速试验法预测制剂有效期的方法。

2. 熟悉   制剂稳定性考核的项目和方法。

【实验概述】

1. 稳定性研究的目的是考察原料药或者药物制剂在温度、湿度、光线的影响下随时间变化的规律，为药品的生产、包装、贮存、运输条件提供科学依据，同时通过试验建立药品的有效期，以确保临床用药的安全性和临床疗效。

2. 稳定性试验方法主要有比较试验法、留样观察法和加速试验法等。比较试验法一般常用于制剂处方组成和工艺设计，而对制剂成品有效期的预测多采用留样观察法和加速试验法单独或综合考察。

3. 加速试验是采用超出贮藏条件的试验设计来加速原料药或者制剂的化学降解或物理变化的试验。此实验的目的是为了加速药物的化学或物理变化，预测药物的稳定性，为新药申报临床研究与申报生产提供必要的资料，同时也为制剂设计、包装、运输和储存提供必要的参考依据。

4. 加速试验的方法有常规试验法、经典恒温法、简化法等。经典恒温法特别适用于预测液体制剂的稳定性，其理论依据是 Arrhenius 指数规律。

5. 经典恒温法的实验步骤 ①选定 4~5 个试验加速温度和间隔取样时间，测定不同温度加速试验条件下，不同取样中指标成分的含量；②经 $\lg C - t$ 图解确定反应级数；③经线性回归，求出各温度下的反应速度常数 K；④经 $\lg K$ 对 $1/T$ 作图，得出室温 25℃时的 $K_{25℃}$ 值；⑤计算 25℃时药物分解 10% 所需的时间 $t_{0.9}$。

【实验材料】

1. 仪器 薄层色谱扫描仪、电热恒温水浴、硅胶 G 高效薄层板（10 cm×10 cm）、微量进样器。

2. 试药 黄芩苷、银黄注射液。

【实验内容】

银黄注射液稳定性恒温加速试验

1. 实验处方（参考）

［处方］金银花提取物（以绿原酸计）12.5 g　黄芩苷（以纯品计）20.0 g

［制法］将金银花提取物和黄芩苷分别溶解于适量注射用水中，混合，加注射用水至体积 980 ml 左右，用 80% 氢氧化钠溶液调节 pH 至 7.2，加活性炭适量，置水浴上加热 1 小时，放冷，加入苯甲醇 10 ml，以注射用水定容至 1000 ml，滤过，灌封，灭菌，即得。

［备注］银黄注射液的主要成分为绿原酸与黄芩苷，这两种成分的结构中皆具有邻二酚羟基，久置易氧化降解，可选取黄芩苷作为指标成分，采用经典恒温法预测银黄注射液稳定性。

2. 实验方法

（1）试液的制备

对照品溶液：精密称取黄芩苷 1 mg，置于 1 ml 容量瓶中，加甲醇适量，水浴加热溶解，冷却至室温，再加入甲醇至刻度，摇匀备用。

样品溶液：精密量取样品 1 ml，置于 5 ml 离心管中，加甲醇 1 ml，摇匀，以 3500 r/min 的速度离心 10 分钟，取上清备用。

（2）实验条件

薄层条件：硅胶 G 高效薄层板，展开剂为正戊醇-甲醇-甲酸-水（7:2:1:1）。

仪器参数：反射式锯齿扫描，$\lambda_s = 280$ nm，$\lambda_R = 307$ nm，狭缝 1.0 mm×1.0 mm，SX=3。

样品分析：精密吸取 2 μl 和 3 μl 对照品液，1 μl 样品液，同时交叉点样于同一薄层板，展开，取出，加热除去溶剂，扫描测定，外标法计算含量。

3. 实验步骤

（1）将 4 个恒温水浴的温度分别调至：70±1℃、80±1℃、90±1℃、100±1℃。然后，将银黄注射液分成 4 组，分别放入上述 4 个恒温水浴中，定时取样，通过迅速流水冷却终止反应。取 0.5 ml 样品按照上述方法制备样品溶液，薄层扫描测定含量，得以下实验数据（表 4-6）。

表 4 – 6 实验数据

实验温度 T（℃）	取样时间 t（h）	吸光度 A	样品浓度 C（μg/μl）	C（%）	lgC
	0				
	24				
70±1	48				
	72				
	96				
	0				
	12				
80±1	24				
	36				
	48				
	0				
	6				
90±1	12				
	18				
	24				
	0				
	3				
100±1	6				
	9				
	12				

（2）以 lgC 对 t 作图，根据线性回归，求出各温度下反应常数 K。

（3）以 lgK 对 1/T 作图，将直线外推至室温，得 $lgK_{25℃}$，通过查反对数表得到 $K_{25℃}$ 的值。

（4）根据公式 $t_{0.9} = 0.105/K$，计算出室温（25℃）下该药物的有效期。

【注意事项】

1. 稳定性试验一般应选择在一定条件（温度、光照、湿地）下制剂中不稳定的活性成分或指标成分作为考察指标。

2. 稳定性试验应选择灵敏度高、专属性强的测定方法，以准确测定加速试验过程中指标成分浓度的变化，进而反映制剂的稳定性。

3. 中药制剂稳定性考察应选择能反映一定治疗活性的，特别是其中不稳定的成分作为考察指标。

4. 加速试验测定的有效期为预测值，应与长期试验的结果对照，才能确定药物的实际有效期。

【思考题】

1. 影响中药制剂稳定性的因素有哪些？

2. 影响本次实验结果准确性的关键因素有哪些？

3. 中药制剂稳定性研究中如何科学选择稳定性考核指标？

4. 留样观察法和加速试验法各有何特点？

（李寒梅）

第五章 综合性实验与设计性实验

◎ 第一节 综合性实验

【实验目的】

1. **掌握** 提取和制剂工艺确定的原则和步骤。

2. **熟悉** 正交试验设计在制剂工艺研究中的应用以及工艺优选的常用实验设计方法。

3. 以二丁颗粒为例，熟悉制剂质控指标与检查方法、制剂稳定性考察方法。

【实验概述】

1. **实验步骤** 确定处方、选择剂型，优化提取纯化与浓缩干燥工艺，确定制剂成型工艺（优选辅料），质量控制与稳定性考察。

2. **剂型选择** 应以临床需要及用药对象、药物性质及处方剂量和药物的安全性为依据，通过文献研究和预试验予以确定，力求达到"三效""三小""五方便"的要求。

3. **优化提取纯化与浓缩干燥工艺** 通过文献查阅，根据处方药物有效成分理化性质与药理作用分析，选择适宜的提取、纯化、浓缩、干燥方法，设计合理的工艺路线。针对可能影响工艺质量的因素，采用正交设计、均匀设计等方法，优选合理的工艺技术条件，制备质量稳定的半成品。

4. **确定制剂成型工艺** 根据剂型、半成品性质等选择适宜的辅料，综合优选结果，确定制剂成型工艺。

实验 二丁颗粒的制备

【实验器材】

1. **仪器** 天平、烧杯、烧瓶、颗粒筛、烘箱等。

2. **试药** 紫花地丁、半边莲、蒲公英、板蓝根、蔗糖、糊精、乳糖、甜蜜素等。

【实验内容】

1. **处方** 紫花地丁 250 g 半边莲 250 g 蒲公英 250 g 板蓝根 250 g 辅料适量

2. **制法** 以上四味，加水煎煮两次，第一次 2.0 小时，第二次 1.5 小时，合并煎煮液，滤过，滤液浓缩、干燥，加入辅料适量，混匀，制成颗粒，干燥，制成 200 g，即得。

3. **优选制备方法**

（1）提取工艺优选 二丁颗粒可以水为溶剂，采用煎煮法提取药材。工艺条件优选可以煎煮次数、煎煮时间、加水量为因素，结合生产实际选择三个水平，以浸出物量、秦皮乙素含量为考核指标，选用 $L_9(3^4)$ 正交表进行正交试验。试验因素水平见表 5 – 1。

表 5 – 1 二丁颗粒提取工艺的因素水平表

水平	加水量（倍）	煎煮时间（h）	煎煮次数（次）
1	10	0.5	1
2	20	1	2
3	30	1.5	3

对实验结果进行方差分析，确定最佳提取工艺条件，并按该工艺条件进行提取。

（2）制剂成型工艺确定　根据提取物的性状及现有的制粒器械，通过试验确定辅料品种、用量及颗粒成型工艺、条件。

（3）工艺验证　按上述综合优化工艺条件制备二丁颗粒，供质量检查及稳定性考察用。

4. 质量检查

（1）外观　颗粒均匀，色泽一致，无吸潮、软化、结块、潮解等现象。

（2）水分　照《中国药典》（2020 年版）水分测定法测定，除另有规定外，含水量不得超过 8.0%。

（3）溶化性　取供试品 10 g（中药单剂量包装取 1 袋），加热水 200 ml，搅拌 5 分钟，立即观察，应全部溶化或轻微混浊。

（4）粒度　单剂量包装取 5 袋（多剂量包装取 1 袋），称定重量，置药筛内过筛，保持水平状态，左右往返，边筛动边拍打 3 分钟。不能通过一号筛和能通过五号筛的颗粒和粉末总和，不得超过 15.0%。

（5）装量差异　单剂量包装的取供试品 10 袋，除去包装，分别精密称定每袋内容物的重量，求出每袋内容物的装量与平均装量，每袋的重量与平均装量相比较（凡含含量测定的颗粒剂或有标示装量的颗粒剂，每袋装量应与标示装量比较），超出装量差异限度的应不得多于 2 袋，并不得有 1 袋超出装量差异限度 1 倍。

（6）微生物限度　照《中国药典》（2020 年版）进行检查，应符合规定。

（7）含量测定　采用高效液相色谱法测定秦皮乙素的含量。

5. 稳定性考察　可采用恒温加速试验，考察二丁颗粒的稳定性。将颗粒剂分装于小瓶内，密封后置不同温度的恒温箱中，试验温度可根据预试验结果确定（如 65℃、75℃、85℃、95℃ 等）。间隔一定时间取样，测定秦皮乙素的含量，利用化学动力学原理预测二丁颗粒在室温下的有效期。

6. 功能与主治　清热解毒。用于火热毒盛所致的热疖痈毒、咽喉肿痛、风热火眼。

7. 用法与用量　开水冲服。一次 1 袋，一日 3 次。

8. 规格　每袋装（1）20 g；（2）4 g（无蔗糖）

【思考题】

1. 如何确定二丁颗粒的提取工艺和制剂成型工艺？

2. 正交试验设计的步骤是什么？它主要应用于哪些方面？

3. 本实验中颗粒的制备方法有哪些？应注意哪些问题？

第二节　设计性实验

【实验目的】

1. 充分调动学生的学习主动性、积极性和创造性，将学过的药剂学等相关知识应用于中药药剂实验的设计中，在一定的实验条件和范围内，完成从文献检索、实验设计、实验操作到结果分析和论文撰写全过程。

2. 结合文献调研，完成中药制剂的处方设计、制备工艺设计以及质量检查，通过典型中药制剂的制备，模拟中药新药研发的过程。

3. 将元胡止痛口服液改变剂型制成元胡止痛分散片。

【实验概述】

1. 确定实验方案 以实验小组为单位，根据已学的基础知识或近期将要学习的知识，并利用图书馆及网络查阅相关的文献资料，了解国内外中药片剂及元胡止痛制剂的研究现状。经过小组集体酝酿、讨论，确立一个既有科学性又有一定创新性的实验方案。

2. 方案设计的撰写 每实验小组认真地写出实验的设计方案。设计性实验方案的内容应详细并具可操作性。具体的内容应至少包括：①题目、班级、设计者；②实验器材与试药；③实验方法与操作步骤；④因素水平表和正交实验表；⑤观察结果的记录表格制作；⑥可能遇到的困难、问题及解决的措施。

3. 实验准备 每实验小组应根据实验的设计方案列出实验所需的器材、试药的预算清单，在实验前提交指导老师。

4. 预实验 按照实验设计方案和操作步骤认真进行预实验。在预实验过程中，学生要做好各项实验的原始记录。

5. 正式实验 按照实验设计方案和操作步骤认真进行正式实验，处方筛选或工艺优化要进行正交试验。做好各项实验的原始记录。实验结束后，及时整理实验数据。

6. 验证实验 按照处方筛选或工艺优化的处方和工艺进行验证试验。做好各项实验的原始记录。实验结束后，及时整理实验数据。

7. 实验结果的记录、归纳与分析 各实验小组在实验过程中认真记录实验结果，对所记录的实验数据进行归纳和处理，汇报实验的结果。

8. 撰写论文 在认真完成实验数据的整理分析后，每个学生撰写论文，并根据老师要求的时间上交论文。

【实验器材】

1. 仪器 单冲压片机、旋转式压片机、硬度仪、溶出度测定仪、分光光度计、普通天平、分析电子天平（0.1 mg）、搪瓷盘、尼龙筛（16 目）、烘箱、量筒、微孔滤膜（25 mm×0.8 μm）、滤器、注射器、滴管、乳钵（中号）、烧杯、电炉等。

2. 试剂与试药 醋延胡索、白芷等；淀粉，糖粉，糊精，乳糖，预胶化淀粉，微晶纤维素，甘露醇，蒸馏水，乙醇，羧甲基纤维素钠，羟丙基纤维素，甲基纤维素，乙基纤维素，羟丙甲纤维素，明胶，聚乙烯吡咯烷酮，羧甲基淀粉钠，低取代羟丙基纤维素，交联聚乙烯吡咯烷酮，交联羧甲基纤维素钠，硬脂酸镁，微粉硅胶，滑石粉，氢化植物油，聚乙二醇4000，聚乙二醇6000，月桂醇硫酸镁，0.1 mol/L 盐酸液，0.4 g/L 氢氧化钠液，蜂蜜，蒸馏水等。

3. 实验器材与药品请领 实验器材应尽可能在上述提供的品种范围内选择，实验药品除了上述基本试药供选择外，可根据实验需要提出其他试药，但如遇到无法及时购买试药或试剂时，应及时调整实验内容。

附：

元胡止痛口服液

1. 处方 醋延胡索 267 g 白芷 134 g

2. 制法 以上二味，粉碎成粗粉，用 60% 乙醇浸泡 24 小时，加热回流提取 2 次，第一次 3 小时，第二次 2 小时，滤过，合并滤液，滤液减压浓缩至相对密度 1.02～1.04（55℃）的清膏，离心，去上清液，加入 β - 环糊精、蔗糖和甜菊素适量，在 50℃ 下搅拌 1 小时，加水调整总量至 1000 ml，调节 pH 至 4.0～5.5，搅匀，滤过，灌封，即得。

2. 因素水平表 见表 5 – 2。

表 5 – 2 因素水平表

	因素 A	因素 B	因素 C	因素 D
水平 1	1	1	1	1
水平 2	1	2	2	2
水平 3	1	3	3	3

3. 正交实验表 见表 5 – 3。

表 5 – 3 正交实验表

所在列	1	2	3	4	
因素	A	B	C	D	实验结果
实验 1	1	1	1	1	
实验 2	1	2	2	2	
实验 3	1	3	3	3	
实验 4	2	1	2	3	
实验 5	2	2	3	1	
实验 6	2	3	1	2	
实验 7	3	1	3	2	
实验 8	3	2	1	3	
实验 9	3	3	2	1	

【思考题】

1. 给定一个处方如何设计成一种剂型？如何优选制剂工艺？
2. 分析你所实验设计中的创新点并说明原因。

（程铁峰　董自亮）